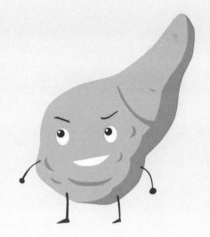

漫话脂肪肝

U0200826

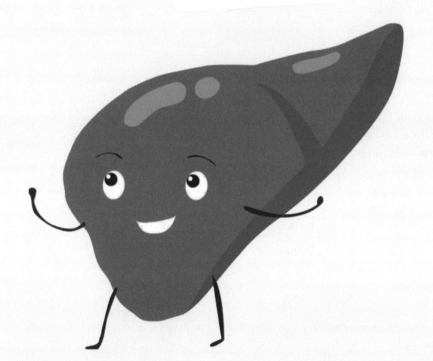

主编 徐月妹 胡春兰

上海科学技术出版社

图书在版编目（CIP）数据

漫话脂肪肝 / 徐月妹，胡春兰主编. -- 上海 : 上
海科学技术出版社，2024.3
ISBN 978-7-5478-6524-8

Ⅰ. ①漫… Ⅱ. ①徐… ②胡… Ⅲ. ①脂肪肝－防治
－普及读物 Ⅳ. ①R575.5-49

中国国家版本馆CIP数据核字(2024)第030573号

漫话脂肪肝

主编　徐月妹　　胡春兰

上海世纪出版（集团）有限公司
上海科学技术出版社　出版、发行
（上海市闵行区号景路 159 弄 A 座 9F-10F）
邮政编码 201101　www.sstp.cn
上海光扬印务有限公司印刷
开本 787×1092　1/16　印张 8.75
字数：150 千字
2024 年 3 月第 1 版　2024 年 3 月第 1 次印刷
ISBN 978-7-5478-6524-8/R·2957
定价：38.00 元

内容提要

　　脂肪肝是由各种原因引起的肝脏脂肪蓄积过多而导致的一种临床病理综合征。脂肪肝的发病多与不良的生活方式相关，是可防、可治的。坚持运动、纠正不良饮食习惯、合理采用药物治疗等，能有效预防脂肪肝的发生及发展。

　　本书运用通俗易懂的语言，结合形象生动的图片，介绍脂肪肝的临床分类、常见诱因、危害性、检查方法、防治措施、常见误区等内容，普及脂肪肝的相关知识，帮助读者提高对脂肪肝的认知程度及防病意识。

序

随着我国经济的不断增长、人民生活方式的改变及生活水平的提高，脂肪肝已悄然成为常见的慢性肝病之一，成为一个重大的公共卫生问题。脂肪肝不是一个独立的疾病，而是全身疾病累及肝脏的表现，与肥胖症、糖尿病、高脂血症、高血压等密切相关。更为严峻的问题是，脂肪肝的发病呈年轻化趋势，越来越多的脂肪肝发生在儿童患者中。

脂肪肝是一种可逆性疾病，早发现、早干预，科学规范的饮食控制、适当的锻炼、有效的体重管理等，可以达到预防和治疗的目的，大部分患者可以治愈。

《"健康中国2030"规划纲要》指出："共建共享、全民健康。"这是建设健康中国的战略主题，核心是以人民健康为中心、人人参与、人人尽力、人人享有，落实预防为主的方针，推行健康生活方式，减少疾病发生，强化早诊断、早治疗、早康复，实现全民健康。在健康中国建设的过程中，关注健康、促进健康将成为国家、社会、家庭及个人的共同责任与行动。

本书从脂肪肝的基础知识、预防措施、治疗方法、常见误区等方面，介绍了脂肪肝的相关知识，包括脂肪肝的定义、危害性、患者的体重管理、中医"治未病"的指导思想、饮食运动处方、认识误区等，读者如能掌握，则可提高对脂肪肝的认知度，有助于防治脂肪肝。

本书图文并茂、通俗易懂、条理清晰、方便实用，值得广大脂肪肝患者及其家属、非肝病专业医务人员，以及健康教育工作者参考、学习。

陈晓蓉

中华中医药学会肝胆病分会副秘书长

上海市中西医结合学会肝胆病专业委员会副主任委员

上海市中医药学会肝病分会副主任委员

上海市公共卫生临床中心中医科主任

"脂肪肝就不算是个事儿！"相信我们很多人对脂肪肝都存在这个误解。的确，脂肪肝不痛不痒，常常没什么严重的症状，短期内也不会影响人们的正常生活。但我们需要知道，脂肪肝其实不是一个独立的疾病，它是由多种因素或疾病引起的肝细胞内脂肪过度堆积，是一种代谢性疾病，可以进展为肝纤维化和肝硬化，也与肥胖症、糖尿病、高脂血症、高血压、冠状动脉粥样硬化性心脏病、痛风、胆石症等多种疾病相关。

近年来，随着我国经济的高速发展，人们的饮食结构发生了变化，出行有便捷的交通工具，体力劳动减少，导致肥胖与脂肪肝的发病率日益升高。最近几项基于城市人口的抽样调查表明，我国成人脂肪肝患病率为12.5% ～ 35.4%，脂肪肝已悄然成为常见的慢性肝病之一，成为我国一个重大的公共卫生问题。

大部分脂肪肝的发病与不良生活方式相关，是可防可治的，完全可以通过改变不良生活习惯、调整膳食结构、进行适当的运动锻炼和科学有效的体重管理等措施来预防和治疗。编者希望通过此书，普及脂肪肝相关知识，提高大家对脂肪肝的认知，加强大家的自我保健意识，预防疾病的发生及发展。

衷心感谢陈晓蓉教授在百忙之中为本书作序。编者才疏学浅，水平有限，本书可能存在不足，恳请广大读者朋友指正。

本书受"2022年医疗服务与保障能力提升（中医药事业传承与发展）中央补助资金"支持。

编 者

2023 年 11 月

基础知识

5

预防措施

33

治疗方法

67

常见误区

93

参考资料

114

附 录

115

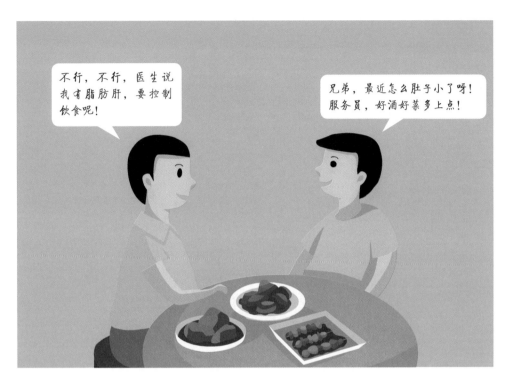

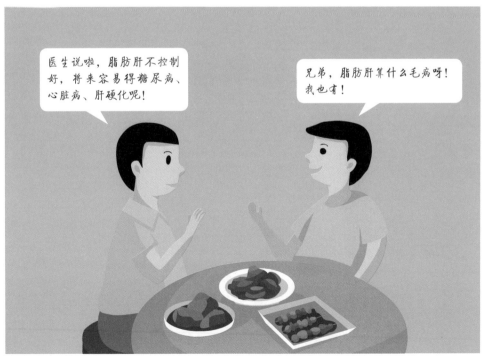

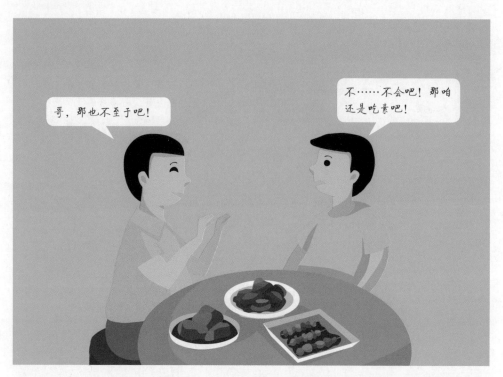

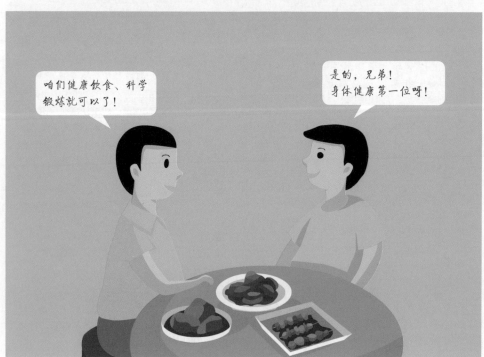

以上场景，大家是不是很熟悉呢？

近些年来，我们国家的经济飞速发展，人民生活水平日益提高，大家吃得好、吃得精，出行有车，上下楼有电梯，人体"产能过剩"，导致了高血压、高血脂、高血糖等"富贵病"。这些"富贵病"的危害，也为我们广大老百姓所熟知。但其中有一个病，并没有引起大家的重视，那就是脂肪性肝病（简称脂肪肝）。

在人们日常的观念里，脂肪肝不是病，不必太过在意。但事实上，脂肪肝如果不能得到有效控制，会给人体健康带来很大的威胁。

脂肪肝是病吗？脂肪肝要治吗？脂肪肝对人体的危害大吗？就让我们带着这些问题，跟随本书，对脂肪肝进行一个全面的了解吧！

基础知识

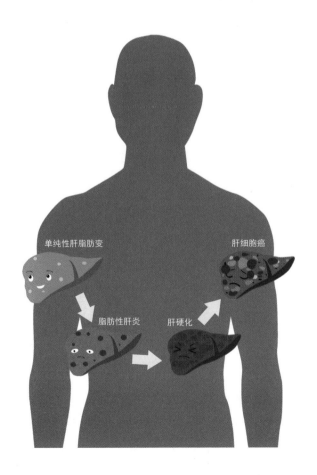

脂肪肝，即脂肪性肝病，重在防治！但在了解如何防治脂肪肝前，让我们从脂肪肝的形成、危险因素、临床分类、脂肪肝的危害性等方面全面了解一下吧！

1 肝脏的"自我介绍"

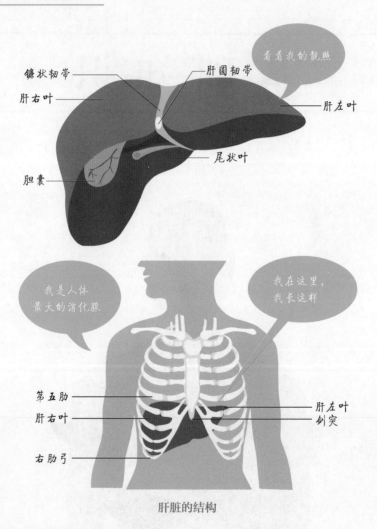

肝脏的结构

自我介绍

　　体重：1 200～1 600克，约占成人体重的1/50。

　　外貌：有点像楔形，右端圆钝，左端扁薄；外观呈红褐色，质地柔软又脆弱；分为上、下两面，前、后两缘，左、右两叶。

位置：大部分位于右季肋部及上腹部，小部分位于左季肋区，上界在右锁骨中线平第5肋，下面与胃、十二指肠、结肠右曲相邻；后面接触右肾、肾上腺和食管贲门部。

活动度：可随体位改变和呼吸而上下移动，正常情况下在肋缘下是摸不到"我"的，有时在剑突下可触及，但一般不超过3厘米。

2 肝脏是人体的"化工厂"

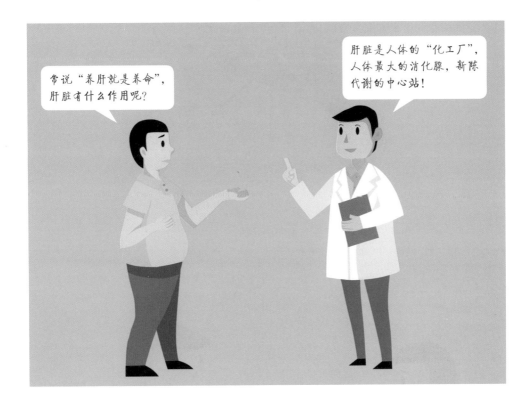

肝脏是人体的"化工厂"，据估计，肝脏中发生的化学反应有500种以上，营养物质的消化储存、有害物质的处理、免疫防御都是它的重要功能。所以说，"养肝就是养命"！

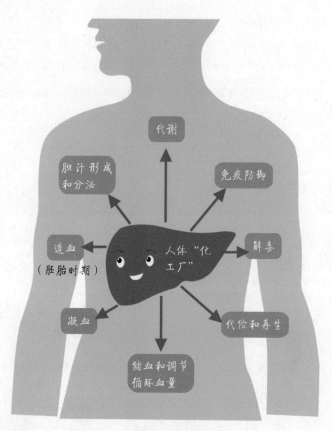

肝脏的功能

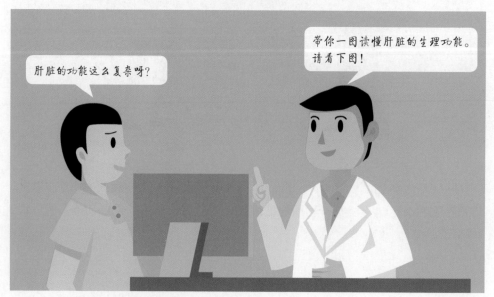

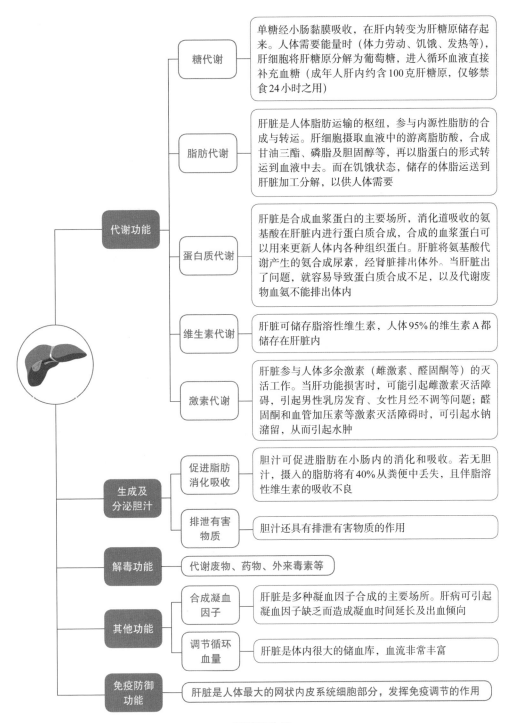

代谢功能	糖代谢	单糖经小肠黏膜吸收，在肝内转变为肝糖原储存起来。人体需要能量时（体力劳动、饥饿、发热等），肝细胞将肝糖原分解为葡萄糖，进入循环血液直接补充血糖（成年人肝内约含100克肝糖原，仅够禁食24小时之用）
	脂肪代谢	肝脏是人体脂肪运输的枢纽，参与内源性脂肪的合成与转运。肝细胞摄取血液中的游离脂肪酸，合成甘油三酯、磷脂及胆固醇等，再以脂蛋白的形式转运到血液中去。而在饥饿状态，储存的体脂运送到肝脏加工分解，以供人体需要
	蛋白质代谢	肝脏是合成血浆蛋白的主要场所，消化道吸收的氨基酸在肝脏内进行蛋白质合成，合成的血浆蛋白可以用来更新人体内各种组织蛋白。肝脏将氨基酸代谢产生的氨合成尿素，经肾脏排出体外。当肝脏出了问题，就容易导致蛋白质合成不足，以及代谢废物血氨不能排出体内
	维生素代谢	肝脏可储存脂溶性维生素，人体95%的维生素A都储存在肝脏内
	激素代谢	肝脏参与人体多余激素（雌激素、醛固酮等）的灭活工作。当肝功能损害时，可能引起雌激素灭活障碍，引起男性乳房发育、女性月经不调等问题；醛固酮和血管加压素等激素灭活障碍时，可引起水钠潴留，从而引起水肿
生成及分泌胆汁	促进脂肪消化吸收	胆汁可促进脂肪在小肠内的消化和吸收。若无胆汁，摄入的脂肪将有40%从粪便中丢失，且伴脂溶性维生素的吸收不良
	排泄有害物质	胆汁还具有排泄有害物质的作用
解毒功能	代谢废物、药物、外来毒素等	
其他功能	合成凝血因子	肝脏是多种凝血因子合成的主要场所。肝病可引起凝血因子缺乏而造成凝血时间延长及出血倾向
	调节循环血量	肝脏是体内很大的储血库，血流非常丰富
免疫防御功能	肝脏是人体最大的网状内皮系统细胞部分，发挥免疫调节的作用	

肝脏的功能

3 肝脏内脂肪"库存"过多导致了脂肪肝

通俗点讲，脂肪肝就是肝脏内脂肪太多了。它是一种由各种原因引起的肝细胞内脂肪堆积过多的肝脏病理性改变。它并不是一种独立的疾病，而是一组疾病的统称。

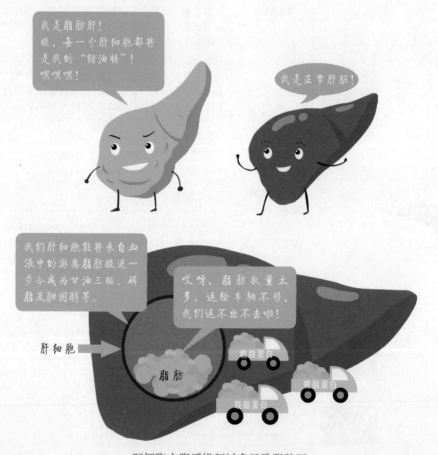

肝细胞内脂质堆积过多导致脂肪肝

正常情况：肝细胞摄取来自血液中的游离脂肪酸，进一步合成为甘油三酯、磷脂及胆固醇等，合成的甘油三酯再以极低密度脂蛋白的形式被转运出肝脏。

肝脏脂质代谢紊乱：肝细胞合成甘油三酯的能力大大增加，超出肝脏将其转运出去的能力，或肝脏因病理性原因转运脂肪能力下降，肝细胞内的脂肪不能及时转运出去，多余的脂质就会以脂滴的形式沉积在肝脏内，形成"脂肪肝"。

4 脂肪肝有急、慢性之分

脂肪肝病因复杂，不同病因的脂肪肝导致的疾病预后也不一样。我们生活中及临床上经常碰到的脂肪肝基本都属于慢性脂肪肝，通常病情较轻，常无明显不适，或者症状轻微。

急、慢性脂肪肝的区别

分 类	急性脂肪肝	慢性脂肪肝
流行病学特点	非常少见	常见
疾病特点	起病急，进展迅速，病情重	起病隐匿，进展缓慢，病情较轻
临床表现	伴有明显的肝功能损害和多器官功能不全，严重者可在起病数小时内死亡	一般无明显的不适症状，通常体检B超检查或腹部影像学检查时偶然发现
医疗建议	即刻就医，紧急诊治	可防可治

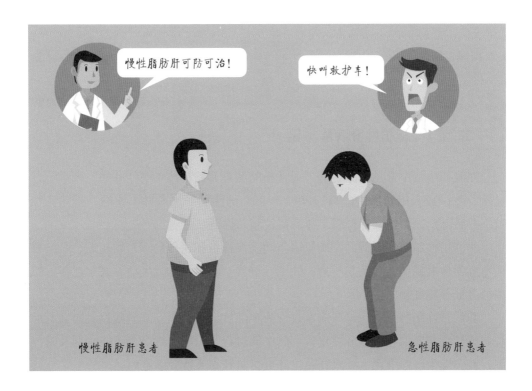

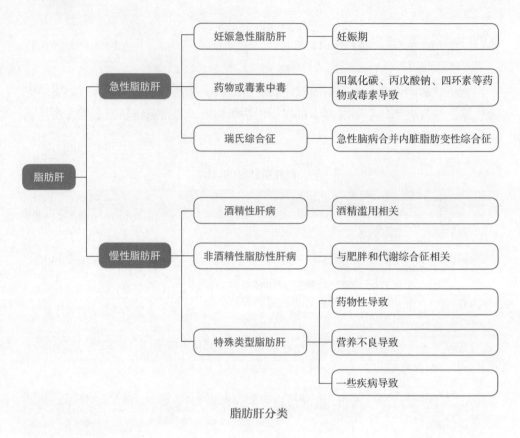

脂肪肝分类

5 非酒精性脂肪性肝病最常见

在我们生活中常见的脂肪肝，通常指的就是非酒精性脂肪性肝病。调查统计显示，我国成人脂肪肝中，高达80%～90%的脂肪肝患者并不饮酒，排除药物及一些特殊病因，绝大部分属于非酒精性脂肪性肝病患者。

非酒精性脂肪性肝病的发病原因与胰岛素抵抗和遗传易感密切相关，是一种代谢应激性肝损伤，发病与年龄、性别、种族、膳食结构、生活方式、遗传、代谢综合征等高度相关。

非酒精性脂肪性肝病早期通常表现为单纯性肝脂肪变。非酒精性脂肪性肝炎是单纯性脂肪肝向脂肪性肝硬化转变的中间过程，当脂肪性肝炎不能得到及时控制，就会发生肝纤维化，导致肝硬化甚至脂肪肝相关性肝细胞癌。

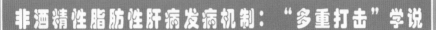

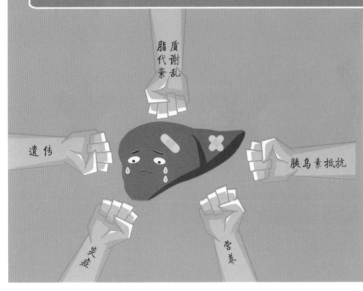

非酒精性脂肪性肝病发病机制

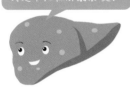
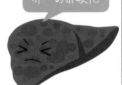
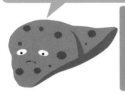
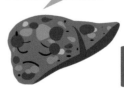

非酒精性脂肪性肝病的疾病谱

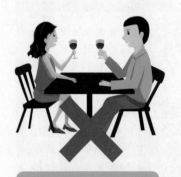

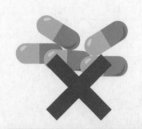

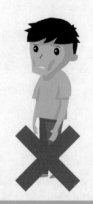

不饮酒或无过量饮酒史（过去12个月男性每周饮酒小于210克，女性小于140克）

未应用胺碘酮、氨甲蝶呤、他莫昔芬、糖皮质激素等药物

排除基因3型丙型肝炎病毒（HCV）感染、肝豆状核变性、自身免疫性肝炎、全胃肠外营养、乏β脂蛋白血症、先天性脂质萎缩症、乳糜泻等可以导致脂肪肝的特定疾病

"非酒精性"的定义

定义引自《非酒精性脂肪性肝病防治指南（2018更新版）》

6　不健康的生活方式催生非酒精性脂肪性肝病

　　随着经济的高速发展，人们习惯了现代化便捷的工作和居家环境，生活节奏快、多坐少动、不合理的膳食结构、不良的饮食习惯、熬夜、睡眠时间不足等均与脂肪肝的发病相关。

　　脂肪肝不是亚健康状态，而是一种慢性病，任由疾病发展，除了增加肝脏自身病变的风险，也会增加诸如糖尿病、心脑血管疾病等肝外诸多疾病的发病风险。充分认识这些不良生活方式、及早进行生活方式干预，能有效降低非酒精性脂肪性肝病的发病风险，并能有效逆转脂肪肝早期病变。

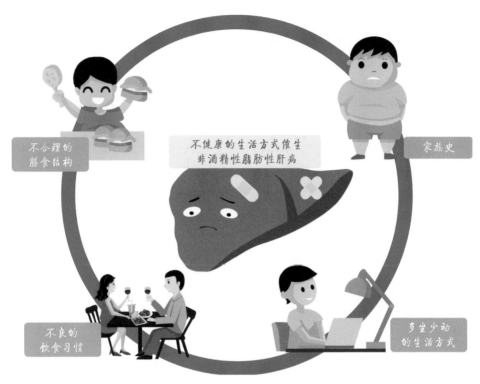

不健康的生活方式催生非酒精性脂肪性肝病

吃得"太好"、吃得"太多"了。不合理的饮食结构导致了摄入的营养素及热量远远超出了人体自身需要的，导致营养过剩、肥胖等情况发生

不吃早餐，午饭过于潦草，而晚饭相对过于丰盛等不合理的饮食习惯，易导致肥胖，进而引起脂肪肝。

过分追求口腹之欲，过量进食，喜甜食、高糖饮料、油炸食品或夜宵等不良的饮食习惯，也为肥胖症、脂肪肝的发病提供了"温床"

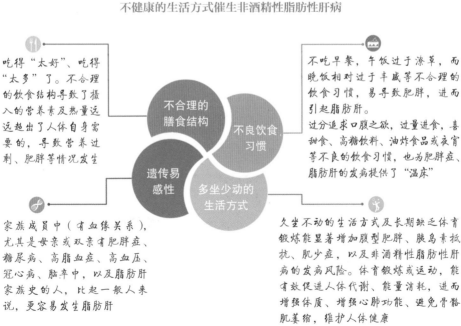

家族成员中（有血缘关系），尤其是母亲或双亲有肥胖症、糖尿病、高脂血症、高血压、冠心病、脑卒中，以及脂肪肝家族史的人，比起一般人来说，更容易发生脂肪肝

久坐不动的生活方式及长期缺乏体育锻炼能显著增加腹型肥胖、胰岛素抵抗、肌少症，以及非酒精性脂肪性肝病的发病风险。体育锻炼或运动，能有效促进人体代谢、能量消耗，进而增强体质、增强心肺功能、避免骨骼肌萎缩，维护人体健康

非酒精性脂肪性肝病常见诱因

7 酒精性肝病：都是贪杯惹的祸

酒精性肝病是慢性脂肪肝的另一员"大将"！酒精性肝病，顾名思义，就是因长期大量饮酒导致的肝脏疾病。酒精性肝病初期通常表现为脂肪肝，进而可发展成酒精性肝炎、肝纤维化和肝硬化。

肝脏是人体的"化工厂"，有解毒作用，进入体内的大多数酒精在肝脏内完成代谢和分解，酒精本身并不致癌，但酒精的中间代谢产物乙醛对肝细胞有明显的毒性作用。乙醇代谢过程可引起氧化应激、脂代谢紊乱、肠道菌群紊乱、营养不良等，导致肝细胞的浸润、炎症、坏死、纤维化和肝硬化。

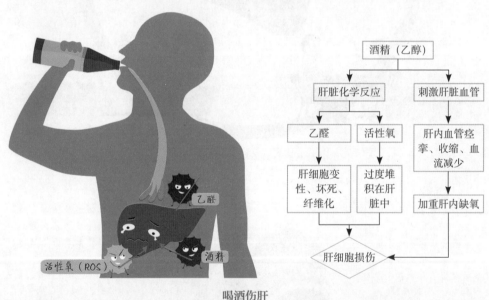

喝酒伤肝

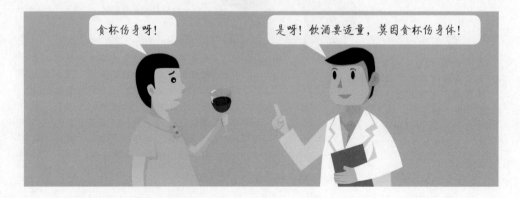

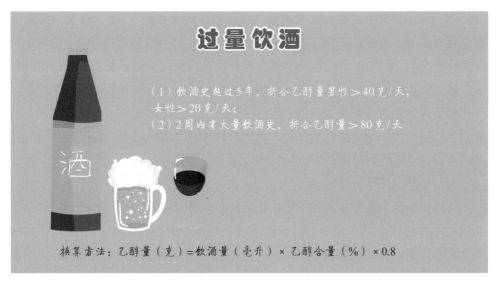

过量饮酒

引自《酒精性肝病防治指南（2018更新版)》

8 脂肪肝看似小病，危害不小

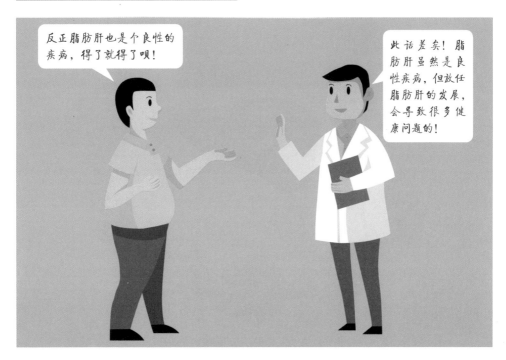

脂肪肝在日常生活中，常常被认为是体检出的"小病"，那为什么一定要重视它呢？

一般来说，脂肪肝（慢性脂肪肝）是良性的疾病，大部分患者平时也没有什么症状，只是在健康体检或因肝功能轻微异常进一步做肝脏B超等影像学检查时被偶然发现。绝大多数患者也都不会仅仅因为脂肪肝这一疾病而前往医院就诊。其实，如果不能很好地控制脂肪肝，因其与很多疾病的发病有一定的相关性，迁延日久，也会给肝脏带来很多次生灾害。

（1）非酒精性脂肪性肝病

非酒精性脂肪性肝病占据了慢性脂肪肝2/3以上的"江山"。非酒精性脂肪性肝病是肥胖和代谢综合征累及肝脏的表现，80%～90%的患者通常尚处于单纯性肝脂肪变的阶段。但也别小瞧了它，少部分单纯性肝脂肪变患者可进一步向非酒精性脂肪性肝炎进展，进而发生肝纤维化、肝硬化甚至肝癌，严重者甚至发生肝病残疾和死亡。除了肝内损伤，它与很多疾病的发病都是相关的。

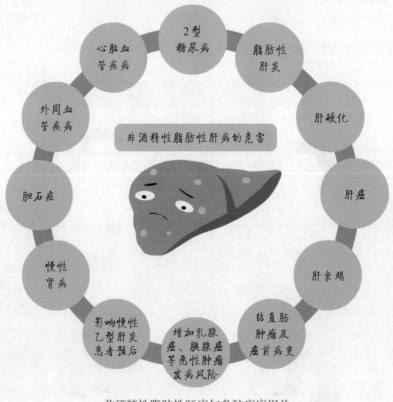

非酒精性脂肪性肝病与多种疾病相关

小贴士

　　大家不必过于担心，通常而言，非酒精性脂肪性肝病进展非常缓慢，长期的临床随访观察数据表明，10～20年内发生肝硬化的比例非常低，仅仅为0.6%～3.0%。值得重视的是，当疾病由单纯性脂肪肝发展至非酒精性脂肪性肝炎，其10～15年内肝硬化的发生率则高达15%～25%。65周岁以上的老年人群尤其需要注意，非酒精性脂肪性肝病相关性肝硬化通常发生在此年龄段，而大家都知道，肝癌往往发生在肝硬化的基础上。因此，做好疾病预防工作，做到"早预防、早发现、早治疗"，就能防止疾病的发生发展。

(2) 酒精性肝病

　　酒精性肝病也是我国常见的肝脏疾病之一。酒精可对至少200种疾病造成影响。"嗜酒伤肝"，肝脏是长期过量饮酒伤害的最主要的脏器。酒精性肝病，初期以轻度肝脂肪变为主，继而发展为酒精性肝炎、酒精性肝纤维化和酒精性肝硬化。而酒精性肝病到了肝硬化阶段，可出现一系列的严重并发症，如上消化道出血、腹水、肝昏迷、肝衰竭、肝癌等。

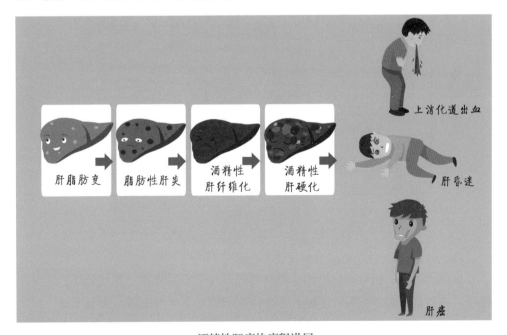

酒精性肝病的病程进展

9 "一胖百病生"，重视肥胖带来的健康问题

　　肥胖症是一种复杂的、由多因素引起的慢性代谢性疾病。世界卫生组织最新数据显示，全球有超过10亿人患有肥胖症。《中国居民营养与慢性病状况报告（2020）》指出，我国超过一半的成年人超重或肥胖，超重和肥胖率分别为34.3%和16.4%。肥胖已经成为我国很大一部分人的健康问题。

　　脂肪组织是人体重要的组织结构之一。它是器官间的填充物、人体的"燃料储存库"，起到维持体温、保护内脏、缓冲外界压力的作用。但如果人体脂肪过量储存并超出正常范围就导致了超重或肥胖。

　　肥胖是指脂肪组织过度蓄积的一种状态，常用体重指数（body mass index，BMI）对成人进行超重和肥胖分类。

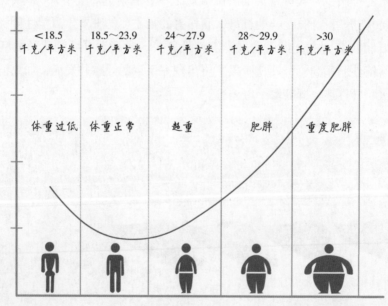

BMI参考标准

BMI计算公式为：BMI=体重÷身高^2（体重单位：千克；身高单位：米）

　　根据脂肪组织积聚部位不同，肥胖可以分为中心型肥胖（腹型肥胖、苹果型肥胖、内脏型肥胖，以男性多见）和外周型肥胖（下半身肥胖、梨型肥胖，以女性多见）。

中心型肥胖标准：腰臀比，男性≥0.90，女性≥0.85

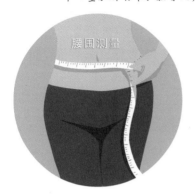 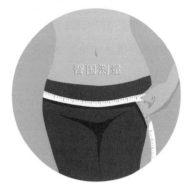

腰臀比：腰臀比＝腰围（厘米）/臀围（厘米）

腰围测量方法：自然站立，用无弹性的卷尺进行测量。找到骨盆（髂脊）和最低肋骨之间连线的中点，用卷尺水平环绕一圈，在呼气末、吸气末开始时测量，重复测量2次，误差1厘米内取平均值，误差超过1厘米，重复测量

臀围测量方法：臀部向后最突出部位的水平围长，用无弹性的卷尺进行测量

腰围及臀围测量方法

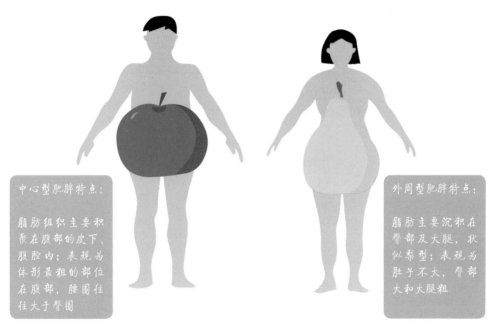

中心型肥胖特点：

脂肪组织主要积聚在腹部的皮下、腹腔内；表现为体形最粗的部位在腹部，腰围往往大于臀围

外周型肥胖特点：

脂肪主要沉积在臀部及大腿，状似梨型；表现为肚子不大，臀部大和大腿粗

中心型肥胖与外周型肥胖区别

肥胖与多种疾病的发病均相关，所谓"一胖百病生"！全球顶级医学杂志——《柳叶刀：糖尿病和内分泌学子刊》发表的一项研究表明，肥胖与以下21种疾病相关。肥胖人群出现1种、2种乃至多种（≥4种）复杂肥胖相关疾病的风险分别是体重正常人群的2.83倍、5.17倍和12.39倍，肥胖程度越高，患多种复杂合并症的风险也越高。因此，一定要重视体重与腰围，减轻肥胖带来的健康危机与疾病负担。

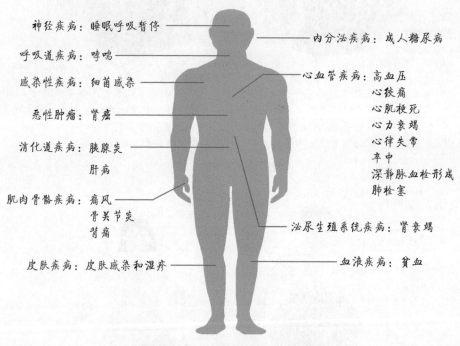

神经疾病：睡眠呼吸暂停

呼吸道疾病：哮喘

感染性疾病：细菌感染

恶性肿瘤：肾癌

消化道疾病：胰腺炎
　　　　　　肝病

肌肉骨骼疾病：痛风
　　　　　　　骨关节炎
　　　　　　　背痛

皮肤疾病：皮肤感染和湿疹

内分泌疾病：成人糖尿病

心血管疾病：高血压
　　　　　　心绞痛
　　　　　　心肌梗死
　　　　　　心力衰竭
　　　　　　心律失常
　　　　　　卒中
　　　　　　深静脉血栓形成
　　　　　　肺栓塞

泌尿生殖系统疾病：肾衰竭

血液疾病：贫血

肥胖的危害：与肥胖相关的21种疾病

10　多种代谢紊乱集于一身的代谢综合征

代谢综合征是心血管危险因素的聚集体，表现为存在3项及以上代谢性危险因素（腹型肥胖、高血压、高甘油三酯血症、低高密度脂蛋白胆固醇血症、高血糖）。

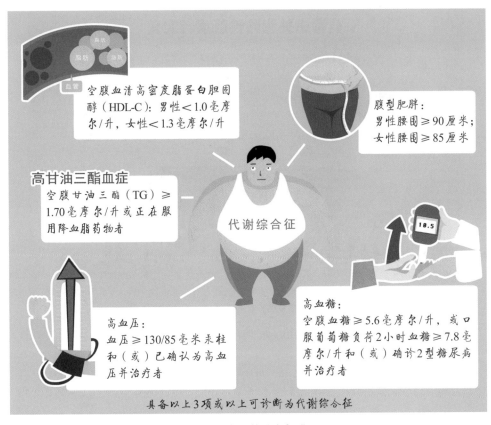

空腹血清高密度脂蛋白胆固醇（HDL-C）：男性＜1.0毫摩尔/升，女性＜1.3毫摩尔/升

腹型肥胖：
男性腰围≥90厘米；
女性腰围≥85厘米

高甘油三酯血症
空腹甘油三酯（TG）≥1.70毫摩尔/升或正在服用降血脂药物者

代谢综合征

高血压：
血压≥130/85毫米汞柱和（或）已确认为高血压并治疗者

高血糖：
空腹血糖≥5.6毫摩尔/升，或口服葡萄糖负荷2小时血糖≥7.8毫摩尔/升和（或）确诊2型糖尿病并治疗者

具备以上3项或以上可诊断为代谢综合征

代谢综合征的诊断标准

　　越来越多的研究证据显示，非酒精性脂肪性肝病起源于代谢功能紊乱的基础状态，两者常常合并存在，也互为因果。研究发现，90%的非酒精性脂肪性肝病患者至少有一个代谢综合征的危险因素，而约33%的非酒精性脂肪性肝病患者有代谢综合征的所有特征。因此，在2020年年初，来自22个国家30位专家组成的国际专家小组发布了有关代谢相关脂肪性肝病新定义的国际专家共识声明，提出全面又简便的相关诊断标准。

各位读者朋友，对照上图，看看自己有没有以上代谢危险因素呀！

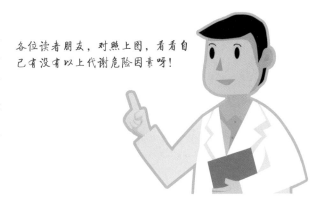

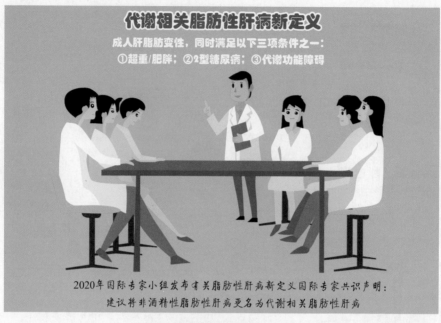

代谢相关脂肪性肝病新定义

成人肝脂肪变性

（通过影像学、血液生物标志物/积分或肝组织学检查诊断）

超重/肥胖	较瘦/正常体质量	2型糖尿病
（定义：高加索人群BMI>25千克/平方米，亚洲人群BMI>23千克/平方米）	（定义：高加索人群BMI<25千克/平方米，亚洲人群BMI<24千克/平方米）	（根据广泛认可的国际标准）

至少存在两项代谢异常风险因素：

- 腰围：高加索人群男性和女性分别≥102厘米/88厘米；亚洲人群分别≥90厘米/80厘米
- 血压≥130/85毫米汞柱或接受特异性药物治疗
- 血浆甘油三酯≥1.7毫摩尔/升或接受特异性药物治疗
- 血浆高密度脂蛋白胆固醇：男性<1.0毫摩尔/升，女性<1.3毫摩尔/升；或接受特异性药物治疗
- 糖尿病前期：即空腹血糖5.6~6.9毫摩尔/升，或餐后2小时血糖7.8~11.0毫摩尔/升或糖化血红蛋白为5.7%~6.4%
- 稳态模型评估–胰岛素抵抗指数≥2.5
- 血浆超敏CRP水平>2毫克/升

代谢相关脂肪性肝病

自我诊断代谢相关性脂肪肝

此诊断流程图译自2020年发表的国际专家共识声明，即《代谢性脂肪性肝病的新定义：国际专家共识声明》

11 胰岛素抵抗与脂肪肝关系密切

胰岛素抵抗，是指胰岛素作用的靶组织和靶器官（主要是肝脏、肌肉和脂肪组织）对胰岛素生物作用的敏感性降低，可引起高血糖症，而血液中胰岛素含量可正常或高于正常。

正常状态下，当我们吃了米、面、糖等富含糖类的食物时，血液中的葡萄糖迅速增加。人体胰腺中的β细胞感知到血糖升高后，迅速分泌胰岛素释放到血液中；胰岛素再与胰岛素受体结合，打开葡萄糖通道，使葡萄糖进入细胞。这样血液中多余的葡萄糖就能进入细胞内，供细胞使用或储存起来。当发生胰岛素抵抗时，胰腺感知到血中的葡萄糖水平居高不下时，会分泌更多的胰岛素到一线降糖，导致血液中的胰岛素维持在较高水平。

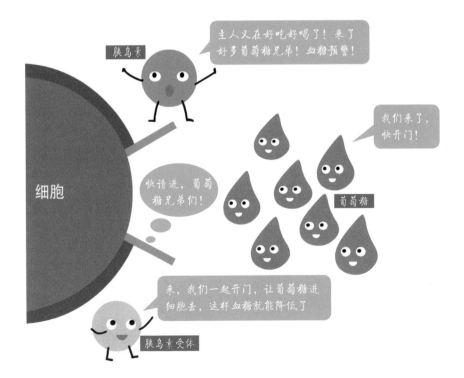

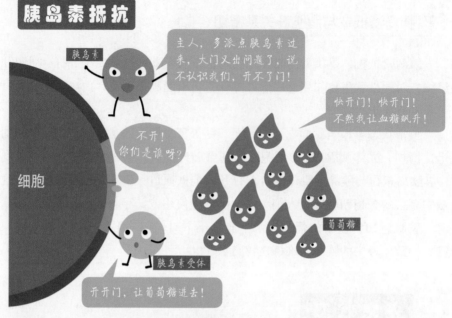

胰岛素抵抗

非酒精性脂肪性肝病和肝脏胰岛素抵抗具有高度的相关性，几乎所有的非酒精性脂肪肝患者都存在周围组织和肝脏的胰岛素抵抗，且胰岛素抵抗会促进非酒精性脂肪性肝病患者肝脏脂肪的生成，胰岛素抵抗的严重程度与非酒精性脂肪性肝病的病情进展高度相关。

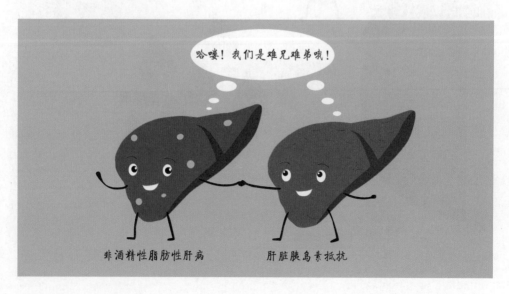

12 脂肪肝的常见症状

急性脂肪肝的发病非常少见，生活中及临床上碰到的脂肪肝患者，绝大多数都是慢性脂肪肝。慢性脂肪肝发病率虽然高，但起病隐匿，进展缓慢，可以说是"悄无声息"的流行病。

下面介绍一下常见的慢性脂肪肝的一些症状。

(1) 非酒精性脂肪性肝病

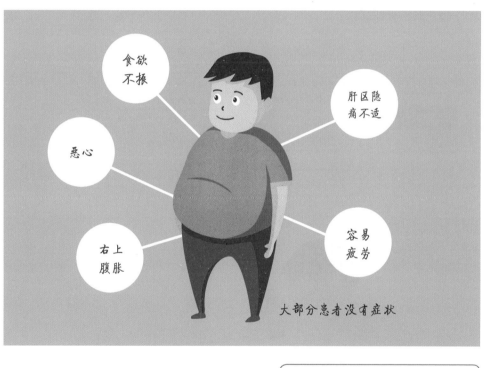

食欲不振

恶心

右上腹胀

肝区隐痛不适

容易疲劳

大部分患者没有症状

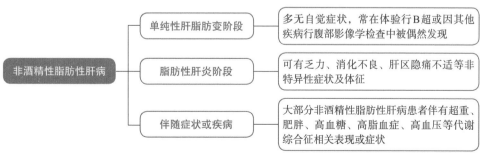

非酒精性脂肪性肝病	单纯性肝脂肪变阶段	多无自觉症状，常在体验行B超或因其他疾病行腹部影像学检查中被偶然发现
	脂肪性肝炎阶段	可有乏力、消化不良、肝区隐痛不适等非特异性症状及体征
	伴随症状或疾病	大部分非酒精性脂肪性肝病患者伴有超重、肥胖、高血糖、高脂血症、高血压等代谢综合征相关表现或症状

非酒精性脂肪性肝病常见症状

温馨提示

- 当患者合并有代谢综合征的表现，往往提示患者可能已从单纯性脂肪肝发展为脂肪性肝炎。
- 糖尿病的出现，则意味着这些患者的肝病可能进展变快，肝硬化和肝癌的发病率高。
- 上述两类患者应注意及时就诊。

（2）酒精性脂肪肝

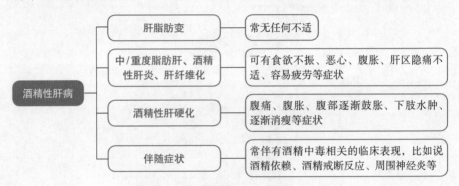

酒精性肝病常见症状

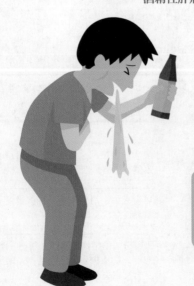

长期嗜酒的人，如果发生恶心呕吐、右上腹疼痛，或伴随着黄疸、发热等症状，应怀疑有急性酒精性肝炎，一定要及时就诊

急性酒精性肝炎应及时就医

（3）营养不良性脂肪肝

这类脂肪肝是由营养不良引起的脂肪肝，常常有如溃疡性结肠炎、广泛小肠切除术史等导致人体营养不良的疾病史。此类患者常常有体重指数偏低、贫血、低蛋白血症等营养不良的表现。

13 诊断脂肪肝的影像学方法

（1）传统影像学检查

超声（B超）、计算机断层扫描（CT）、磁共振（MRI）等传统影像学检查方法是脂肪肝确诊及评估的主要方法。

超声是诊断和随访脂肪肝的首选工具。

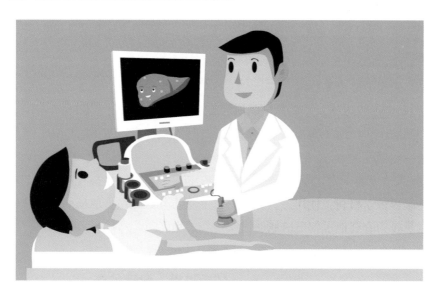

超声是诊断和随访脂肪肝的首选工具

小知识

　　肝脏B超检查有以下描述可能提示脂肪肝：①肝实质呈点状高回声（肝回声强度＞脾、肾回声）。②肝脏远场回声衰减。③肝内血管显示不清。

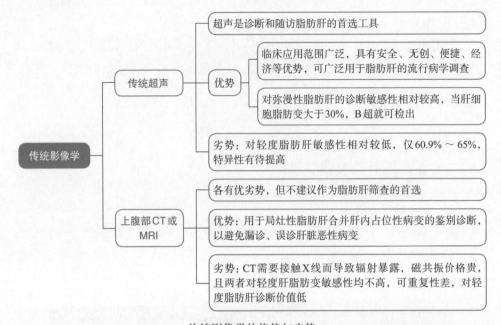

传统影像学

传统超声

超声是诊断和随访脂肪肝的首选工具

优势

临床应用范围广泛，具有安全、无创、便捷、经济等优势，可广泛用于脂肪肝的流行病学调查

对弥漫性脂肪肝的诊断敏感性相对较高，当肝细胞脂肪变大于30%，B超就可检出

劣势：对轻度脂肪肝敏感性相对较低，仅60.9%～65%，特异性有待提高

上腹部CT或MRI

各有优劣势，但不建议作为脂肪肝筛查的首选

优势：用于局灶性脂肪肝合并肝内占位性病变的鉴别诊断，以避免漏诊、误诊肝脏恶性病变

劣势：CT需要接触X线而导致辐射暴露，磁共振价格贵，且两者对轻度肝脂肪变敏感性均不高，可重复性差，对轻度脂肪肝诊断价值低

传统影像学的优势与劣势

（2）影像学检查新技术

1）超声定量方法：振动控制瞬时弹性成像（FibroScan和FibroTouch），利用超声在脂肪组织传播出现显著衰竭的特征，通过受控衰减参数（CAP）定量检测肝脂肪变的程度。

2）磁共振质子密度脂肪分数（MRI-PDFF）：又称磁共振肝脏脂肪定量，相较于传统影像学检查，使用磁共振质子密度脂肪分数测量肝脏脂肪含量，能通过数字定量较为直观地了解肝脏脂肪组织堆积的程度。

传统与新技术各有优劣势
——按需选择，合理检查

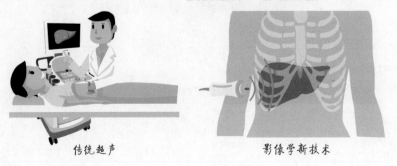

传统超声   影像学新技术

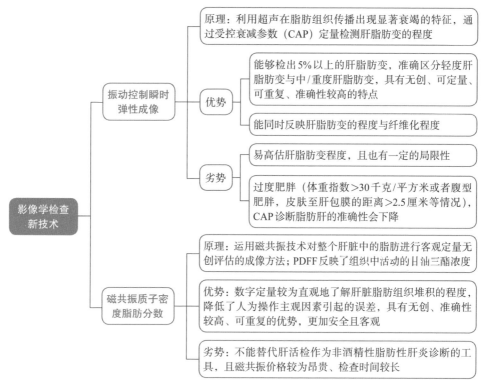

原理：利用超声在脂肪组织传播出现显著衰竭的特征，通过受控衰减参数（CAP）定量检测肝脂肪变的程度

优势
- 能够检出5%以上的肝脂肪变，准确区分轻度肝脂肪变与中/重度肝脂肪变，具有无创、可定量、可重复、准确性较高的特点
- 能同时反映肝脂肪变的程度与纤维化程度

劣势
- 易高估肝脂肪变程度，且也有一定的局限性
- 过度肥胖（体重指数>30千克/平方米或者腹型肥胖，皮肤至肝包膜的距离>2.5厘米等情况），CAP诊断脂肪肝的准确性会下降

振动控制瞬时弹性成像

原理：运用磁共振技术对整个肝脏中的脂肪进行客观定量无创评估的成像方法；PDFF反映了组织中活动的甘油三酯浓度

优势：数字定量较为直观地了解肝脏脂肪组织堆积的程度，降低了人为操作主观因素引起的误差，具有无创、准确性较高、可重复的优势，更加安全且客观

劣势：不能替代肝活检作为非酒精性脂肪性肝炎诊断的工具，且磁共振价格较为昂贵、检查时间较长

磁共振质子密度脂肪分数

影像学检查新技术

影像学检查新技术的优势与劣势

14 肝脏活检病理学检查是脂肪肝诊断金标准

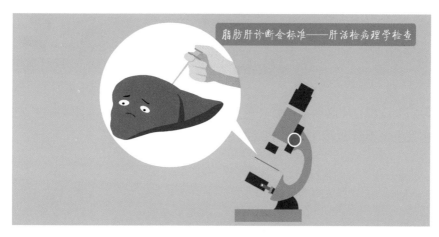

脂肪肝诊断金标准——肝活检病理学检查

肝组织病理学检查是诊断金标准

肝脏组织活检病理学检查是诊断脂肪肝的金标准。病理学检查有助于了解肝脏疾病的病因及发病机制，明确肝脂肪变、肝炎及肝纤维化程度，有助于明确疾病的进展程度。需要注意的是，虽然肝组织活检病理是诊断的金标准，但还是存在取样误差、不同阅片者的偏倚误差等问题。且肝脏组织活检术，属于有创操作，存在一定的组织创伤及穿刺后并发症的风险。因此，临床上需要严格判定肝活检的适应证，综合判断是否需要进行肝活检。

《中国脂肪肝防治指南（科普版）》建议具有以下8种情况者，可考虑行肝活检：

（1）局灶性脂肪肝或弥漫性脂肪肝伴正常肝岛，难以与恶性肿瘤相区别。

（2）探明某些少见的脂肪性肝病原因。

（3）明确合并糖尿病和代谢综合征的非酒精性脂肪性肝病患者是否存在脂肪性肝炎。

（4）酒精性肝病患者有不能解释的临床或生化异常表现，以及酒精性肝炎患者考虑进行皮质类固醇激素治疗前需排除活动性感染。

（5）肥胖性脂肪肝患者减少原有体重的7%～10%后，肝酶学指标仍持续异常者。

（6）怀疑重症肝炎系脂肪肝所致，需明确诊断并了解病因者。

（7）评估某些血清学指标或影像学方法诊断脂肪性肝炎和肝纤维化的可靠性，以及进行非酒精性脂肪性肝炎的新药临床试验时。

（8）怀疑多种病因引起的脂肪肝或肝功能损害，需通过肝活检明确具体病因或以何种病因为主者。

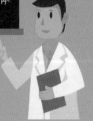

　　但广大读者也不必谈活检就"色变"，一般来说，肝活检的并发症相对少见，大出血发生率不到2%，与活检相关的病死率低于1‰。

预防措施

管住嘴，迈开腿，
防止肝脏变"小胖"，身体健康笑哈哈！

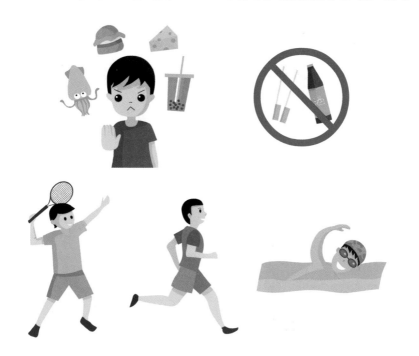

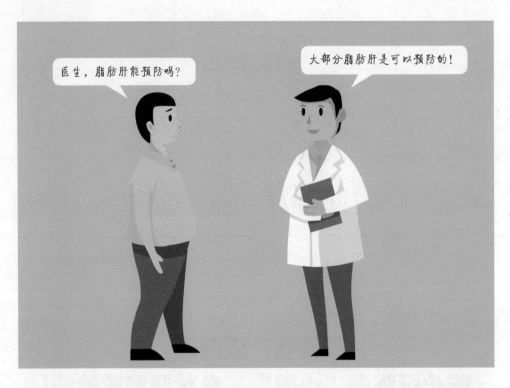

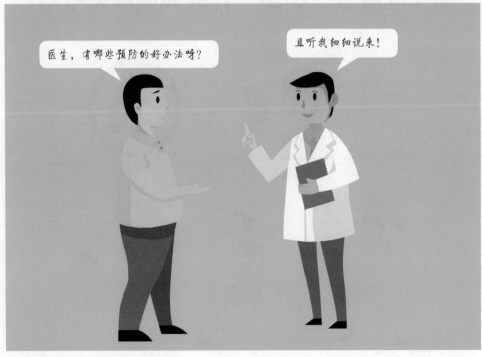

除了一些急性脂肪肝及特殊病因的脂肪肝，慢性脂肪肝的发病多与酒精滥用、肥胖、代谢综合征等因素有关，控制诱因与危险因素，能有效预防慢性脂肪肝的发病。

1 控酒是预防酒精性肝病的最好方法

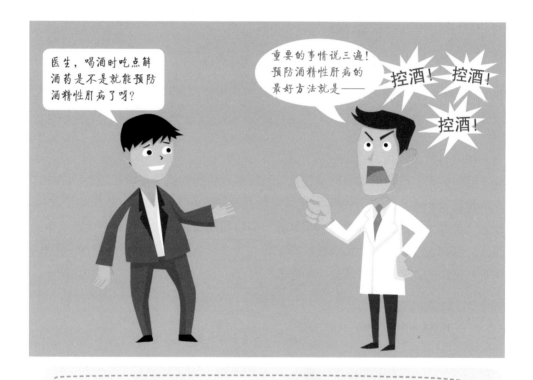

【小贴士】酒精的危害

(1) 有害使用酒精是200多种疾病和一些损伤病症的致病因素之一。

(2) 全世界每年有300万人死于有害使用酒精，占所有死亡人数的5.3%。

(3) 酒精消费在生命的相对早期阶段即会导致死亡和残疾。

(4) 有害使用酒精与一系列精神和行为障碍、其他非传染性疾病及损伤之间存在因果关系。

(5) 除健康后果外，有害使用酒精还会给个人和整个社会带来重大经济损失。

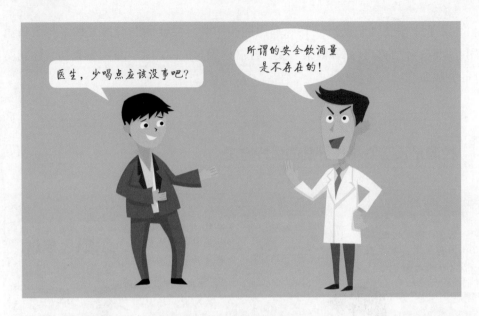

预防酒精性肝病，最好的方法当然就是不喝酒！

近些年来，我国人均酒精消耗量及酒精性肝病的发病均呈增长趋势，据中国疾病预防控制中心统计，10年来我国成年人饮酒率在大幅增加，共增加了45%。饮酒已经成为除不健康饮食和吸烟以外，威胁到我国居民健康的第三大行为危险因素。酒精至少对200种疾病造成影响，主要危及生命的是心血管疾病、外伤、消化系统疾病，尤其是肝硬化、肿瘤等。

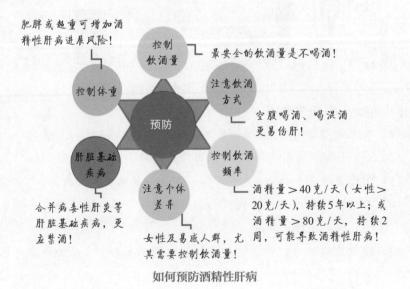

如何预防酒精性肝病

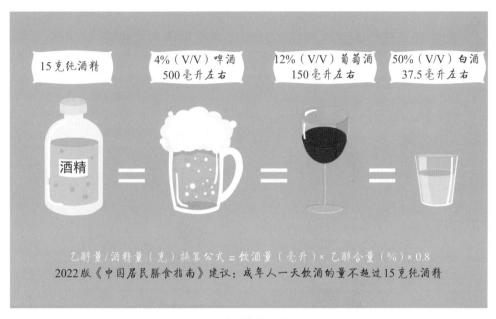

乙醇量/酒精量（克）换算公式＝饮酒量（毫升）×乙醇含量（%）×0.8
2022版《中国居民膳食指南》建议：成年人一天饮酒的量不超过15克纯酒精

酒精量换算方法

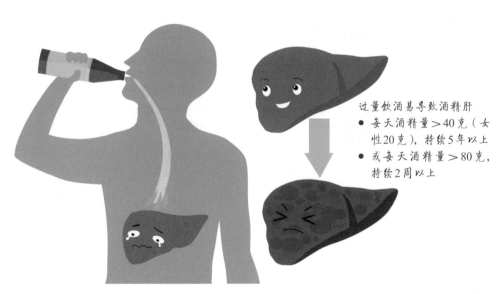

过量饮酒易导致酒精性肝病

2 预防非酒精性脂肪性肝病，从纠正不良生活方式做起

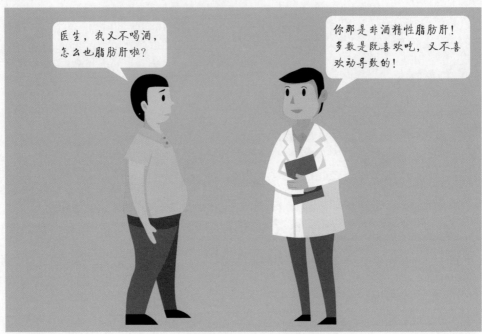

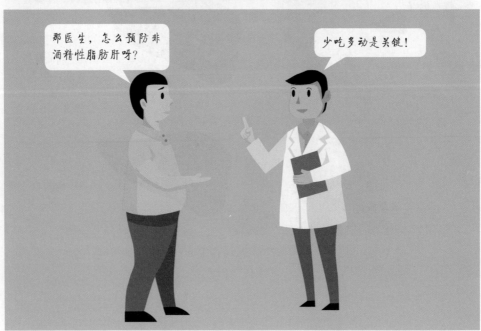

非酒精性脂肪性肝病的发病与肥胖及肥胖相关代谢紊乱有关，而肥胖及代谢紊乱与不良的生活方式密切相关。

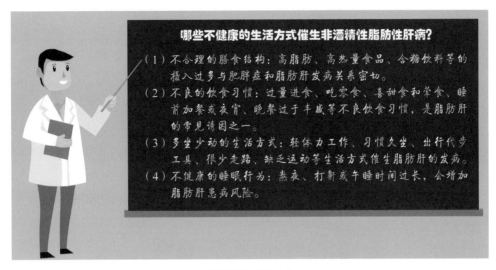

哪些不健康的生活方式催生非酒精性脂肪性肝病？

（1）不合理的膳食结构：高脂肪、高热量食品、含糖饮料等的摄入过多与肥胖症和脂肪肝发病关系密切。

（2）不良的饮食习惯：过量进食、吃零食、喜甜食和荤食、睡前加餐或夜宵、晚餐过于丰盛等不良饮食习惯，是脂肪肝的常见诱因之一。

（3）多坐少动的生活方式：轻体力工作、习惯久坐、出行代步工具、很少走路、缺乏运动等生活方式催生脂肪肝的发病。

（4）不健康的睡眠行为：熬夜、打鼾或午睡时间过长，会增加脂肪肝患病风险。

不健康生活方式

从根本上来说，预防非酒精性脂肪性肝病的关键是纠正不良生活方式，防止肥胖及代谢紊乱。

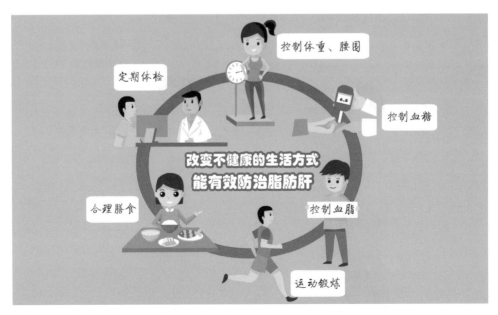

改变不健康的生活方式
能有效防治脂肪肝

定期体检

控制体重、腰围

控制血糖

合理膳食

控制血脂

运动锻炼

纠正不良生活方式能有效预防脂肪肝

3 有脂肪肝家族史的人群，应加强筛查

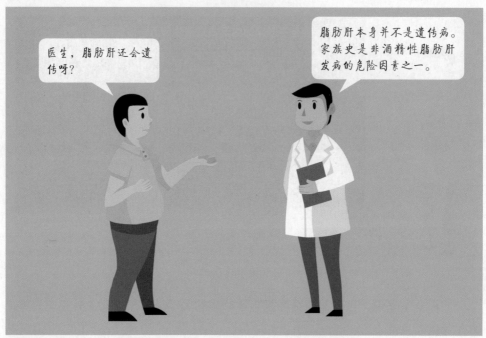

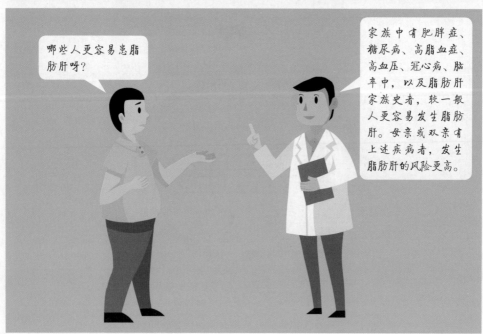

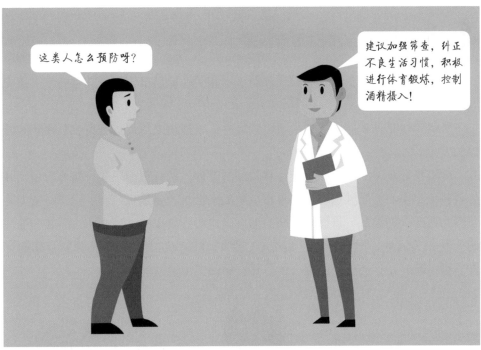

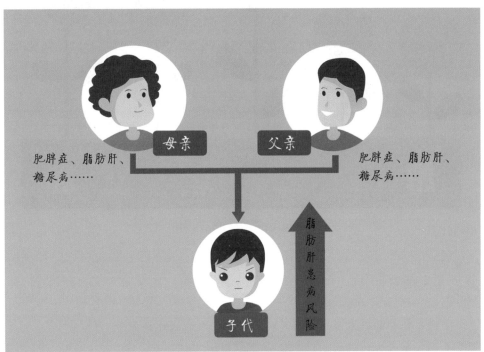

遗传易感性增加脂肪肝患病风险

4 预防脂肪肝，控制体重与腰围

控制体重与腰围，不仅能有效预防肥胖相关性脂肪肝，降低其发病率，还能减缓脂肪肝疾病进展。

肥胖不仅是诱发脂肪肝的主要因素之一，也能诱发或促进肝炎、肝硬化和肝癌的发生。

体重指数正常的人群，也应注意腰围的管理，防止腹型肥胖。与外周型肥胖患者相比，中心型肥胖患者更容易发生胰岛素抵抗，导致蛋白质、脂肪、糖类等营养物质的代谢紊乱，进而导致高血糖、高血脂、高尿酸、高血压、脂肪肝等代谢紊乱相关病症，同时会导致脂肪心、脂肪肝、脂肪肾、脂肪胰等器官功能异常。腹型肥胖是这类疾病的源头，是其发病的"土壤"。

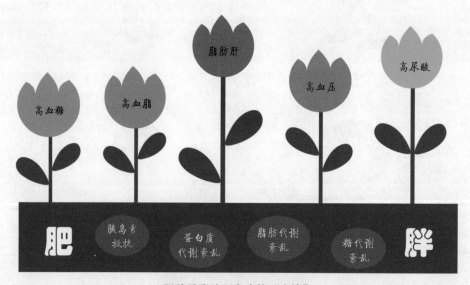

肥胖是脂肪肝发病的"土壤"

【小贴士】

(1) 肥胖是"百病之源"。

(2) 肥胖的根本原因是摄入的能量大于人体消耗的能量。

(3) 肥胖可以预防。

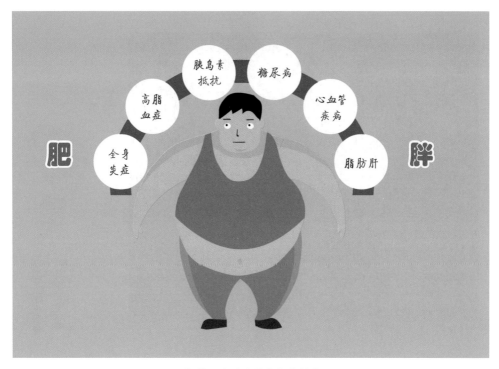

腹型肥胖严重影响人类健康

肥胖诊断方法与标准

体重指数（BMI）	腰围	腰臀比	腰高比
计算方法：体重除以身高的平方（千克/平方米） 诊断标准：超重 24 ～ 27.9 千克/平方米；肥胖 28 ～ 29.9 千克/平方米；重度肥胖 > 30 千克/平方米	测量方法：骨盆（髂脊）和最低肋骨之间连线的中点，用卷尺水平环绕一圈测量 诊断标准：女性 ≥ 85 厘米，男性 ≥ 90 厘米，可诊断为腹型肥胖	计算方法：腰围（厘米）除以臀围（厘米）的比值 诊断标准：男性 ≥ 0.90，女性 ≥ 0.85，可诊断为腹型肥胖	计算方法：腰围（厘米）除以身高（厘米）的比值 诊断标准：一般认为腰高比 ≥ 0.5 则为腹型肥胖

- 临床上常用体重指数（BMI）、腰围、腰臀比、臀围、腰围身高比判断是否为腹型肥胖
- 腰臀比是预测非酒精性脂肪性肝病发病的一个重要参考指标，在一些对非酒精性脂肪性肝病常见危险因素的数据分析中发现，腰围每增加1厘米，患病风险增加19%
- 另外一些研究结果显示，腰高比更能反映人体腹部脂肪情况，被认为是比BMI和腰臀比更能表现腹部脂肪含量的方式

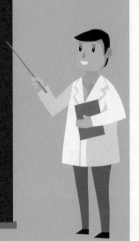

划重点

建议所有人群根据自身具体情况进行体重与腰围的管理，尤其建议所有超重和肥胖的"三高"患者减重。

体重目标：BMI 18.5～23.9千克/平方米；腰围目标：男性＜85厘米，女性＜80厘米。

具体措施：

超重/肥胖者应减少能量摄入，每天能量摄入比原来减少300～500千卡，同时控制高能量食物（高脂肪食物、含糖饮料和酒类等）的摄入。

超重/肥胖患者按照每个月减少1～2千克的速度，3～6个月减少体重5%～10%。

糖尿病患者应预防消瘦或营养不良，应在专业人员的指导下，通过增加膳食能量、蛋白质的供给，结合抗阻运动，增加体重，达到和维持理想体重。

5 控制"三高"，有助于预防脂肪肝

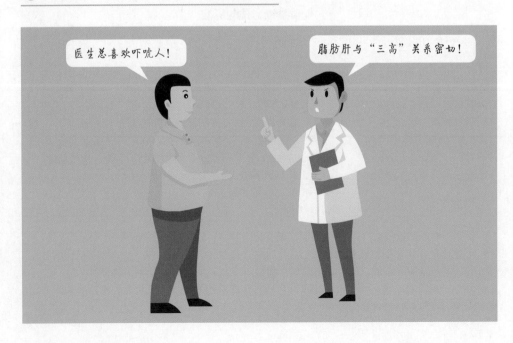

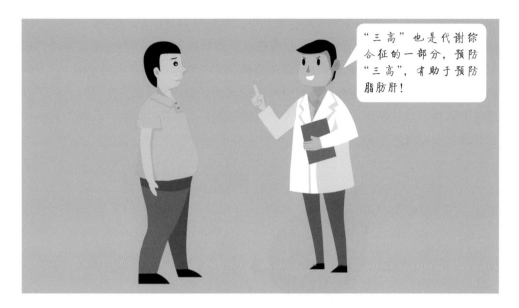

　　所谓"三高"，就是我们平时所说的高血糖、高血脂、高血压，"三高"与脂肪肝的发病密切相关。大多数"三高"患者存在长期不良饮食习惯、缺少运动等不良生活习惯，这与脂肪肝发病的危险因素相同。"三高"虽然是三种病，但它们其实是一家人，它们与腹型肥胖有一个官方名称叫"代谢综合征"。脂肪肝中的非酒精性脂肪性肝病的发病起源于代谢功能紊乱，是代谢综合征的肝脏表现。

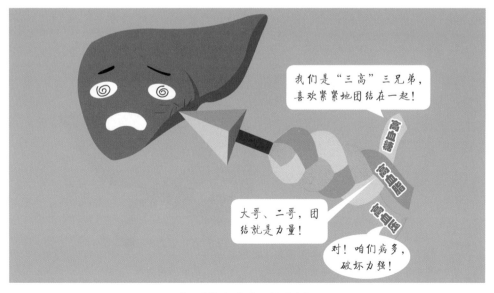

"三高"与脂肪肝关系密切

（1）高血糖（2型糖尿病）与非酒精性脂肪性肝病是"难兄难弟"

2型糖尿病与非酒精性脂肪性肝病有共同发病机制，这些机制相互促进、相互作用、相互影响，共同促进2型糖尿病和非酒精性脂肪性肝病的发展。当2型糖尿病合并非酒精性脂肪性肝病时，可以增加糖尿病并发症的发生风险，还可以促进非酒精性脂肪性肝病的发展，产生恶性循环。非酒精性脂肪性肝病患者中合并代谢综合征者占比42.5%。

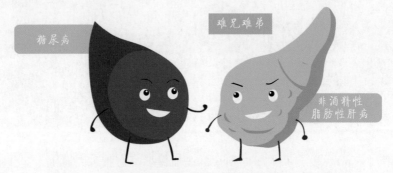

高血糖（2型糖尿病）与非酒精性脂肪性肝病是"难兄难弟"

（2）高血脂是非酒精性脂肪性肝病重要危险因素

高脂血症是诱发脂肪肝的危险因素之一。高脂血症患者中非酒精性脂肪性肝病患者患病率高达27%～92%，非酒精性脂肪性肝病患者中合并高脂血症高达69.2%。

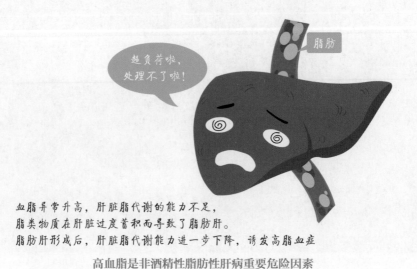

血脂异常升高，肝脏脂代谢的能力不足，
脂类物质在肝脏过度蓄积而导致了脂肪肝。
脂肪肝形成后，肝脏脂代谢能力进一步下降，诱发高脂血症

高血脂是非酒精性脂肪性肝病重要危险因素

（3）高血压与非酒精性脂肪性肝病相互影响

高血压也是脂肪肝发生的重要危险因素。一些流行病学调查研究发现，脂肪肝患者中高血压的患病率较非脂肪肝人群显著提高，且高血压患者中脂肪肝的患病率也显著提高。非酒精性脂肪性肝病中合并有高血压者高达39.3%。

6 吃动平衡，脂肪肝"勿扰"

（1）吃动平衡，保持健康体重

1）吃：控制每日摄入总能量，做到不过量。体重正常的人群，保持能量摄入和消耗平衡，预防超重和肥胖。

2）动：世界卫生组织发布了《身体活动和久坐行为指南》，指出运动可以显著提升健康水平，久坐是影响健康的重要独立危险因素。

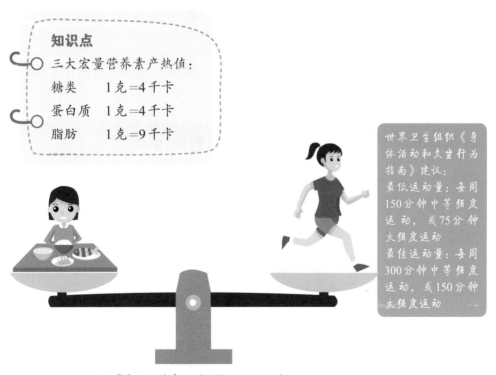

知识点

三大宏量营养素产热值：

糖类　　 1克=4千卡

蛋白质　 1克=4千卡

脂肪　　 1克=9千卡

世界卫生组织《身体活动和久坐行为指南》建议：

最低运动量：每周150分钟中等强度运动，或75分钟大强度运动

最佳运动量：每周300分钟中等强度运动，或150分钟大强度运动

65周岁以上老年人适当降低运动强度

吃动平衡，保持健康体重

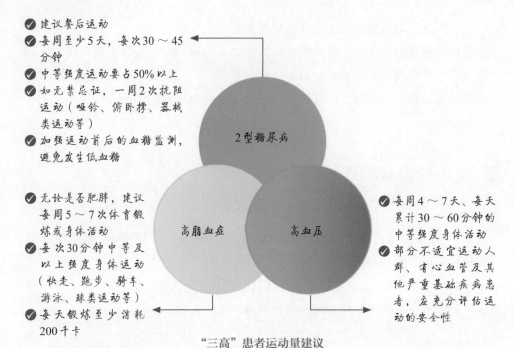

✅ 建议餐后运动

✅ 每周至少5天，每次30～45分钟

✅ 中等强度运动要占50%以上

✅ 如无禁忌证，一周2次抗阻运动（哑铃、俯卧撑、器械类运动等）

✅ 加强运动前后的血糖监测，避免发生低血糖

✅ 无论是否肥胖，建议每周5～7次体育锻炼或身体活动

✅ 每次30分钟中等及以上强度身体运动（快走、跑步、骑车、游泳、球类运动等）

✅ 每天锻炼至少消耗200千卡

2型糖尿病

高脂血症

高血压

✅ 每周4～7天、每天累计30～60分钟的中等强度身体活动

✅ 部分不适宜运动人群、有心血管及其他严重基础疾病患者，应充分评估运动的安全性

"三高"患者运动量建议

（2）平衡膳食，食物多样少量

控制总能量及脂肪的基础上，选择食物多样的平衡膳食模式。食物每天应不少于12种，每周不少于25种。

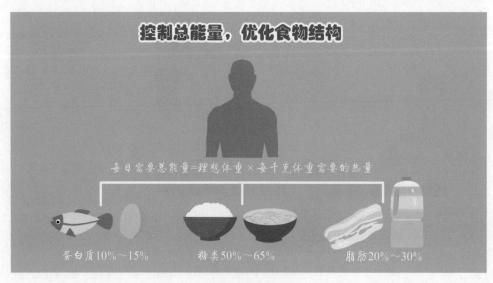

控制总能量，优化食物结构

每日需要总能量=理想体重×每千克体重需要的热量

蛋白质10%～15%   糖类50%～65%   脂肪20%～30%

饮食结构建议

- 盐 < 5 克 / 天
- 烹调油 25 ~ 30 克 / 天
- 添加糖 < 50 克 / 天（最好 < 25 克）

- 谷类 200 ~ 300 克 / 天
  （全谷物和杂豆 50 ~ 150 克 / 天）
- 薯类 50 ~ 100 克 / 天

谷薯类

蔬菜和水果

盐

烹调油和盐

动物性食物

奶与奶制品，
大豆类和坚果

- 蔬菜类 300 ~ 500 克 / 天
  （深色蔬菜应占 1/2）
- 水果类 200 ~ 350 克 / 天

- 动物性食物 120 ~ 200 克 / 天
- 每周至少 2 次水产品
- 每天 1 个鸡蛋

- 水 1 500 ~ 1 700 毫升 / 天

- 奶及奶制品 300 ~ 500 克 / 天（约等于液态奶 300 毫升 / 天）
- 大豆及坚果 25 ~ 35 克 / 天

《中国居民膳食指南（2022）》饮食建议

2型糖尿病
- 糖类供能占比略低于一般健康人（45% ~ 60%）
- 主食定量，不宜过多
- 全谷物和杂豆类等低GI食物，应占主食 1/3 以上

高血压
- 多吃蔬果，深色蔬菜 > 1/2，蔬菜和水果不能相互替代
- 适量谷薯类（全谷物或杂豆 1/4 ~ 1/2）
- 适量蛋白质（多选择奶类、鱼类、大豆及其制品作为蛋白质来源）

高脂血症
- 适当多吃富含植物甾醇、多糖等植物化学物的食物（大豆、洋葱、香菇及深色蔬果等）
- 每日可摄入 2 克左右植物甾醇

"三高"患者饮食注意事项

【知识点】

食物血糖生成指数（GI）：是衡量食物引起餐后血糖反应的一项有效指标。一般而言，谷物类加工越精细，则GI越高。例如，整谷粒的小麦属于低GI的食物，而白面馒头属于高GI食物。

【合理膳食小诀窍】

主食要定量，水果要限量[a]；

蔬菜餐餐有，天天有奶豆[b]；

常吃鱼禽类，适量蛋畜肉[c]；

少吃加工肉，控糖兼控油[d]；

合理膳食习惯好，身体健康有保障。

注释：

a 主食来源以全谷物、各种豆类、蔬菜等为好。

b 奶豆：指奶制品及豆制品；蔬菜建议每天应达500克，深色蔬菜占一半以上。

c 鱼、禽蛋白质含量高，脂肪含量低，可以常吃；吃畜肉，应当选瘦肉，每人每周畜肉摄入建议不超过500克。

d 加工肉指烟熏、烘烤、腌制等加工肉类制品，少吃或不吃为宜。

（3）饮食清淡，控盐控油少糖

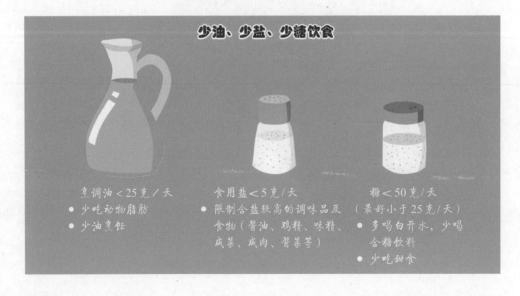

少油、少盐、少糖饮食

烹调油 <25克/天
● 少吃动物脂肪
● 少油烹饪

食用盐 <5克/天
● 限制含盐较高的调味品及食物（酱油、鸡精、味精、咸菜、咸肉、酱菜等）

糖 <50克/天（最好小于25克/天）
● 多喝白开水，少喝含糖饮料
● 少吃甜食

1）合并高脂血症的人群：应尤其关注脂肪摄入，控制脂肪摄入总量，脂肪供能不超过总能量的20% ～ 25%。

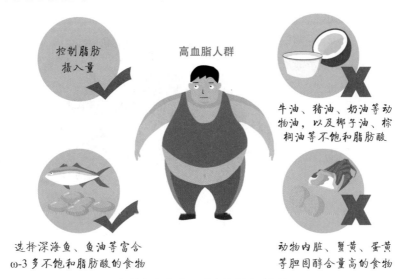

控制脂肪摄入量 ✓

高血脂人群

牛油、猪油、奶油等动物油，以及椰子油、棕榈油等不饱和脂肪酸 ✗

选择深海鱼、鱼油等富含ω-3多不饱和脂肪酸的食物

动物内脏、蟹黄、蛋黄等胆固醇含量高的食物 ✗

合并高脂血症人群应控制脂肪摄入

2）合并高血压的人群：一定要严格控制食盐摄入量（小于5克/天），要清淡饮食，少吃加工红肉制品，如培根、香肠、腊肠等。适当增加富钾食物（如新鲜蔬菜、水果和豆类等）的摄入量，适当选择富含钙、镁的食物。

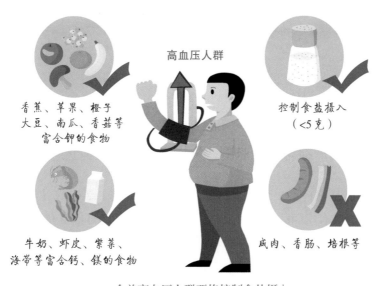

香蕉、苹果、橙子大豆、南瓜、香菇等富含钾的食物

高血压人群

控制食盐摄入（<5克）

牛奶、虾皮、紫菜、海带等富含钙、镁的食物

咸肉、香肠、培根等 ✗

合并高血压人群严格控制食盐摄入

(4) 戒烟限酒，生活习惯良好

戒烟及避免吸入二手烟，有利于预防动脉粥样硬化性心血管疾病，并改善高密度脂蛋白胆固醇水平。

限制饮酒，没有所谓的安全饮酒量，不饮酒才是最安全的饮酒量。研究证明，即使少量饮酒也可使高甘油三酯血症人群甘油三酯水平进一步升高，因此提倡限制饮酒。

【良好饮食习惯小窍门】

(1) 三餐定时定量，避免饥饿过度，导致进食过量。

(2) 慢慢吃，吃饭要细嚼慢咽，避免因进食过快而引起的进食过量。

(3) 食物要"小份"多样化，控制总热量。

(4) 每顿饭坚持少吃一两口，进食七分饱。

(5) 学会看标签，了解食品中能量及营养成分。

(6) 控制外卖或在外就餐。

(7) 少吃深加工食品。

7 妊娠期加强产检与自我监测，警惕妊娠期急性脂肪肝

妊娠脂肪肝是一种不太常见（发病率为1/20 000 ～ 1/7 000）但病情危急的产科特有疾病，具有发病急、病情重、致死率高的特点，对母婴安全构成严重威胁。但遗憾的是，目前该病具体发病机制不明，高危因素也尚未完全清楚，大部分的病例都防不胜防。但妊娠期加强产检和自我监测，早发现，早治疗，能避免发生生命危险。

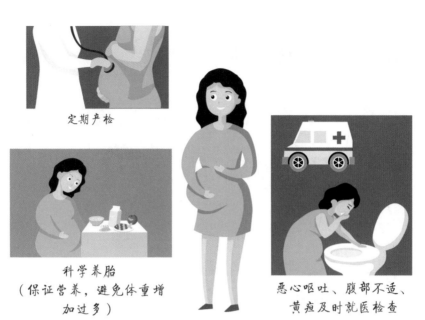

定期产检

科学养胎
（保证营养，避免体重增
加过多）

恶心呕吐、腹部不适、
黄疸及时就医检查

妊娠期加强产检与自我监测

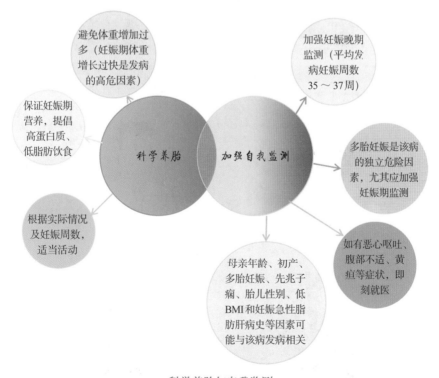

科学养胎与自我监测

8 防治"小胖墩"，远离脂肪肝

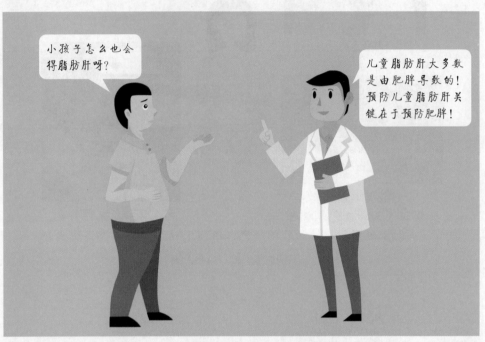

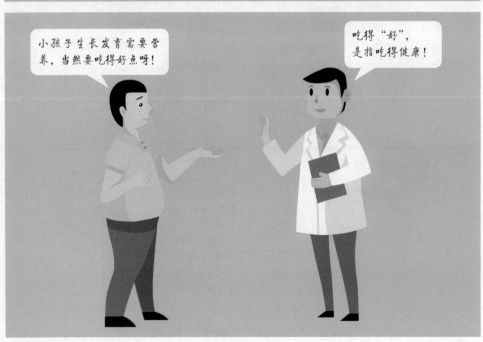

除了一些系统性疾病、遗传代谢性疾病、药物化学因素等导致的特殊原因的脂肪肝，大部分儿童脂肪肝都是非酒精性脂肪性肝病。

肥胖是儿童非酒精性脂肪性肝病的独立危险因素，近些年来，随着肥胖在青少年儿童中的流行，儿童非酒精性脂肪性肝病的发病率也随之上升。美国儿童非酒精性脂肪性肝病的患病率为3%～11%，亚洲及中国儿童的患病率分别为6.3%和3.4%。但在肥胖及超重儿童中，患病率显著增高，为50%～80%，也就是说肥胖及超重儿童中，有一半以上儿童有脂肪肝。因此，预防儿童非酒精性脂肪性肝病的关键在于预防肥胖和超重。

儿童生长期对各类营养素需求较高，不能盲目靠控制饮食来达到控制体重的目的。在该阶段，应通过合理的膳食、充足的身体活动、限制久坐的时间等方式，保持儿童的生长发育及体重的适度增长。

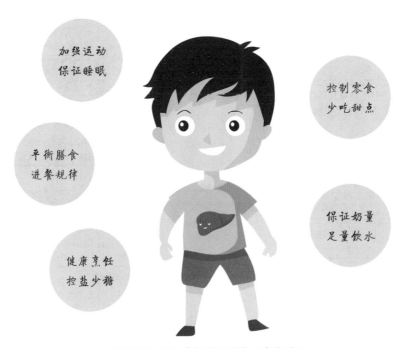

改变不良生活方式有助于防治儿童脂肪肝

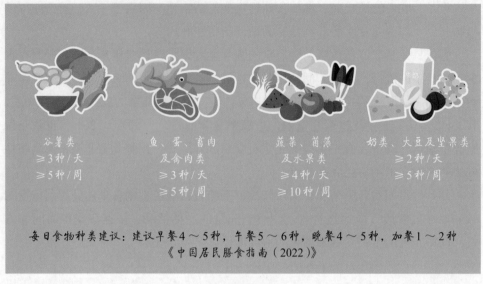

谷薯类
≥3种/天
≥5种/周

鱼、蛋、畜肉
及禽肉类
≥3种/天
≥5种/周

蔬菜、菌藻
及水果类
≥4种/天
≥10种/周

奶类、大豆及坚果类
≥2种/天
≥5种/周

每日食物种类建议：建议早餐4～5种，午餐5～6种，晚餐4～5种，加餐1～2种
《中国居民膳食指南（2022）》

儿童膳食建议

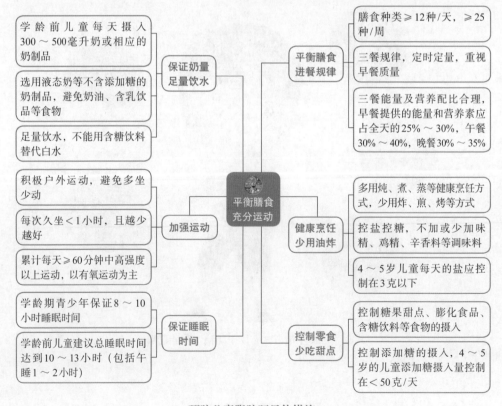

预防儿童脂肪肝具体措施

9 发挥中医"治未病"优势，指导脂肪肝预防

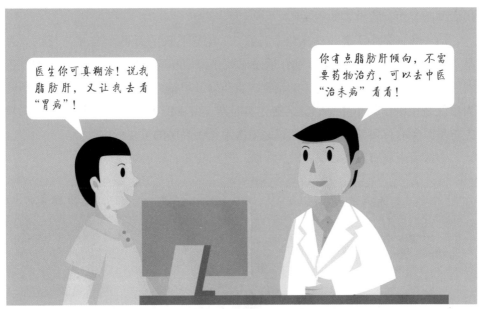

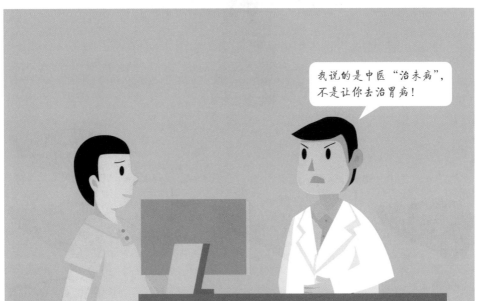

什么是中医"治未病"

中医药文化有着几千年的传承与实践，在疾病的预防、养生方面有着得天独厚的优势。中医"治未病"理念是中医药文化关于疾病预防医学的高度概括，在疾病预防方面有着重要的意义。

治未病，是中医养生学术语。"治"，为治理管理的意思，"未病"字面意思是"疾病未成"，所谓"治未病"的意思就是采取相应的措施，防止疾病的发生发展。治未病既有以预防为主的精神，也包含及早治疗的思想。自古以来，预防为主就是中医学的指导思想。早在先秦时期，医家即提倡"治未病"，认为未病先防是医生的首要任务，也是衡量医生医术是否高明的重要标志。

中医治未病有三层含义：未病先防、既病防变、瘥后防复。

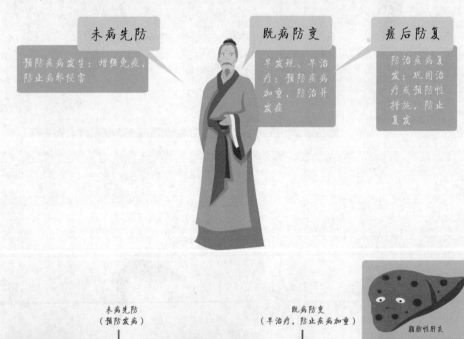

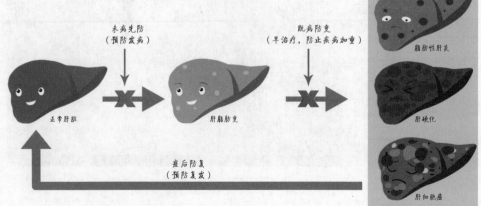

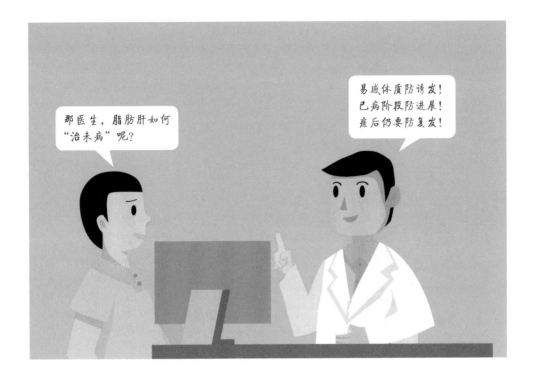

脂肪肝如何"治未病"

祖国医学认为，除了先天遗传因素，后天因素如情志失畅、饮食不节、贪逸少劳、久病迁延均是疾病的病因。因此，在脂肪肝未病阶段，可以通过后天调养得当、控制膏粱厚味的摄入、加强运动锻炼，调畅情志等方式，避免疾病先天因素被诱发。

（1）易感体质防诱发

对于一些具有家族史或脂肪肝易感体质的人群，其脂肪肝发病风险比一般人群高，在预防阶段尤其要重视，要防止这些先天因素被后天因素诱发。

中医体质是指人体以先天禀赋为基础，在后天的生长发育和衰老过程中所形成的结构、功能和代谢上的个体特殊性。在体质形成过程中，先天因素起着决定性的作用。中医体质学说与基因学有诸多共通之处，许多学者都发现两者的相关性，对非酒精性脂肪性肝病患者偏颇体质的调整，一定程度上能降低发病率。

中医九种体质自画像

体质类型		自画像	日常表现	发病倾向
正常体质	平和质		体态适中、面色红润、精力充沛	平素患病较少
偏颇体质	气虚质		元气不足，常见疲乏、气短、动辄出汗等气虚的表现	易患感冒、内脏下垂等病，病后康复缓慢
	阳虚质		阳气不足，平素畏寒怕冷、手足不温等虚寒表现	易患痰饮、肿胀、泄泻等病，感邪易从寒化
	阴虚质		阴液亏少，常见口燥咽干、手足心热等虚热表现	易患虚劳、失精、不寐等病，感邪易从热化
	痰湿质		痰湿凝聚，以形体肥胖、腹部肥满、口黏苔腻等痰湿证为主要表现	易患消渴、中风、胸痹等病
	湿热质		湿热内蕴，以面垢油光、口苦、苔黄腻等湿热表现为主要特征	易患疮疖、黄疸、热淋等病
	血瘀质		血行不畅，以肤色晦暗、舌质紫暗等血瘀表现为主要特征	急躁，易健忘，易患中风和胸痹

续 表

体质 类型		自画像	日常表现	发病倾向
偏颇 体质	气郁质		气机郁滞，以神情抑郁、忧虑脆弱等气郁为主要表现	易患脏躁、梅核气、百合病及郁证等
	特禀质		先天失常，以生理缺陷、过敏反应等为主要特征	过敏体质者易患哮喘、荨麻疹及药物过敏等；胎传性疾病如五迟（立迟、行迟、发迟、齿迟和语迟）、五软（头软、项软、手足软、肌肉软、口软）等

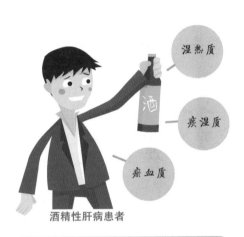

酒精性肝病患者

酒精性肝病：湿热质、痰湿质多见
酒精性肝硬化：湿热、瘀血为主

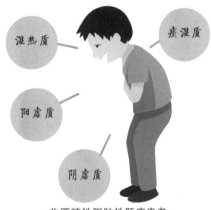

非酒精性脂肪性肝病患者

非酒精性脂肪性肝病：痰湿质、湿热质、阳虚质、阴虚质为主，存在兼夹体质
肥胖型脂肪肝：痰湿质为主
非肥胖型脂肪肝：湿热质为主

脂肪肝患者常见体质

脂肪肝常见体质保健方案

痰湿质保健方案

(1) 饮食宜清淡易消化：痰湿质的人群饮食宜清淡为主，要控制肥肉、油炸、甜腻之品。可多食用健脾、祛湿的食物，比如薏苡仁、红豆、冬瓜等。

(2) 药膳指导

   a. 山药薏苡仁小米粥：山药、薏苡仁各50克，小米50～100克。将山药去皮切细，薏苡仁淘洗干净后，与小米共煮成粥。本品可健脾、利湿。其中小米与山药均有健脾和胃的功效，薏苡仁淡渗利湿，上三味均是药膳常用之品。

   b. 山药冬瓜汤：山药100克，冬瓜200克，洗净后放锅中文火煲30分钟左右，调味后食用。本品可健脾、利湿。

   c. 红白鲫鱼汤：取赤小豆50克、白扁豆50克洗净泡发，鲫鱼切段、生姜切片，加水煮熟调味即可。鲫鱼性平味甘，具有健脾和胃、利水消肿的功效；赤小豆、白扁豆都是药膳中常用到的健脾化湿、利水消肿的药材。

(3) 生活起居指导：居住环境宜干燥，不宜潮湿；要避免过逸少劳等生活方式；坚持运动锻炼，如慢跑、游泳、羽毛球、乒乓球、八段锦、太极拳等。此类人群，体型常较为肥胖，运动宜循序渐进，避免运动伤。

湿热质保健方案

(1) 饮食宜清淡：湿热体质人群，饮食宜清淡为主，可多食赤小豆、绿豆、黄瓜、冬瓜、丝瓜、莲藕、百合等甘寒或甘平的食物。要少吃羊肉、韭菜、辣椒、火锅、烧烤、油炸煎煮的食物。

(2) 药膳指导

   a. 绿豆藕：肥藕1节，绿豆50克。绿豆清水浸泡后备用，藕节洗净后将浸泡好的绿豆装入藕孔内，放入锅中清水炖至熟透，加入少量食盐调味即可。本品具有清热利湿解暑之功效。

b. 沙参老鸭汤：老鸭1只，沙参50克。老鸭剁块，洗净，生姜切片，将浸泡好的沙参入净布包起，同老鸭一同放入砂锅内，以小火微煲，直至酥软，加入调料上桌即可食之。老鸭肉味甘微咸，性偏凉，入脾、胃、肺及肾经，具有清热解毒、滋阴降火、滋阴补虚、止血痢、利尿消肿之功效；沙参具有养阴清热、益胃生津的功效。两者共凑养阴清热的功效。

c. 三豆饮：绿豆150克，赤豆150克，黑豆150克，甘草30克。将上述三种豆去杂洗净，放入适量清水，用大火烧开，煮至豆开花，开锅之后再加入甘草，改成小火继续煮成粥。黑豆性味甘、平、无毒，有活血、利水、祛风、清热解毒、补肾益阴的功效，赤豆性平、味甘酸，具有消肿解毒、利水除湿等作用；绿豆性寒，具有清热解暑、解毒、降脂的功效。

(3) 起居指导：居住环境宜干燥通风，不宜熬夜、过劳，保持良好的作息习惯，保证充足规律的睡眠时间。夏季注意防暑防湿。

阳虚质保健方案

(1) 饮食宜温阳：阳虚之人，宜多食温性食物，同时配合补气食物，如羊肉、牛奶、童子鸡、虾、韭菜、生姜、糯米、芡实、桂圆等；不宜食用性质寒凉、易伤阳气的各种冷饮、生冷瓜果。

(2) 药膳指导

a. 当归生姜羊肉汤：当归10克，生姜15克，羊肉250克。羊肉洗净切块，入沸水锅内焯去血水，放入砂锅，适量清水，加黄酒烧开，而后加入生姜，再次大火烧开，转小火慢炖1小时之后，加入当归再炖30分钟。本品能温中补血、祛寒止痛。

b. 韭菜炒鸡蛋：韭菜1把，鸡蛋4个。鸡蛋打入碗中，搅拌均匀，入油锅炒至金黄备用。韭菜切段，入油锅爆炒，放入炒的鸡蛋，适量盐、味精调味。韭菜有温阳的功效。

(3) 起居指导：起居注意保暖、多晒太阳、睡前热水泡脚等以温补阳气。运动宜和缓有氧运动，宜选择和暖的天气进行户外运动锻炼，不宜在阴冷天气或潮湿之处锻炼身体，可选择太极拳、太极剑、气功等动静结合的传统项目，避免剧烈运动以后大量出汗。

阴虚质保健方案

(1) 饮食宜滋阴：阴虚之人，宜多食甘凉滋润之品，如瘦猪肉、鸭肉、龟、鳖、冬瓜、百合、荸荠、芝麻、绿豆、赤小豆等；不宜食用性温燥烈之品，如羊肉、狗肉、韭菜、辣椒、葱、蒜等。

(2) 药膳指导

    a. 蜂蜜蒸百合：百合120克，蜂蜜30克，拌和均匀，上锅蒸熟后服用。本品能滋阴润燥。

    b. 虫草花红枣炖甲鱼：甲鱼1只，虫草花20克，红枣20克，料酒、盐、葱、姜、蒜、鸡汤各适量。甲鱼洗净，切块，入锅中煮沸，去沫。虫草花洗净，红枣用水浸泡。甲鱼放入汤碗中，上放虫草花、红枣，加料酒、盐、葱段、姜片、蒜瓣和清鸡汤，上笼隔水蒸2小时。本品功能滋阴益气，补肾固精。

(3) 起居指导：起居宜规律，避免熬夜、剧烈运动，避免高温酷暑环境。运动宜和缓有氧运动，可选择太极拳、太极剑、气功等动静结合的传统项目。

血瘀质保健方案

(1) 食养宜活血化瘀：血瘀质的人群适宜吃一些具有调畅气血作用的食物，如生山楂、醋、玫瑰花、桃仁等，少吃生冷寒凉、辛辣油腻的食物，以及具有收涩功效的食物，如乌梅、柿子、石榴等。

(2) 药膳指导

    a. 丹参红枣粥：丹参30克，糯米100克，大枣30克，红糖少量。将丹参、大枣洗净，放入药罐中，加清水适量，浸泡片刻，煮沸20分钟，去渣取汁与糯米一同煮粥，待熟后调入少量红糖调味后食用。本品有理气行滞，活血化瘀的功效。

    b. 当归三七乌鸡汤：乌鸡1只，当归15克，三七6克，生姜1块。乌鸡、当归、三七、生姜放入锅中，加入适量料酒，放入适量清水，加盖煮沸，去沫，炖煮1小时左右，加盐调味。本品功能活血养血。

(3) 起居指导：起居作息有规律，不要熬夜，保证充足的睡眠，居处温暖舒适，避免寒冷刺激。注意动静结合，有心血管疾病基础的人群宜做太极拳、八段锦、气功、散步等较为和缓的运动；没有疾病基础的年轻人宜多做中等强度的有氧运动，如跑步、登山、游泳和球类等。

平和质保健方案

(1) 饮食有节：饮食要有节制，不要过饥或过饱；饮食结构要合理，粗细粮食要搭配；多食五谷杂粮及蔬菜瓜果，适量蛋白质摄入；少食膏粱厚味之品。

(2) 劳逸结合：生活作息要规律，不宜过逸或过劳。

(3) 适当锻炼：年轻人以中等强度以上的有氧运动为主，如打球、跑步等；老年人可选择散步、太极拳、八段锦、木兰拳等和缓的锻炼方式。

(2) 已病阶段防进展

在肝脏已经有轻度脂肪变的阶段，我们要做到"既病早治"和"已病防变"，要在养生基础上加强生活调控，以及采取中医辨证论治，结合西医保肝降酶、控制血糖、控制血压等综合治疗模式，避免疾病从单纯性脂肪变进展至脂肪性肝炎、肝硬化乃至肝癌阶段。

(3) 瘥后仍要防复发

一些人，通过控制饮食、运动锻炼后，成功逆转了脂肪肝，往往会放松警惕，恢复到原来的不良生活方式及饮食习惯，从而导致脂肪肝的复发。因此，"瘥后防复"方面，就是要保持良好的生活方式与饮食习惯，维持正常的体重，做好日常养生工作，进而避免脂肪肝复发。这个时候，就可以选用一些合适的中医养生药茶来巩固得之不易的成绩。

治 疗 方 法

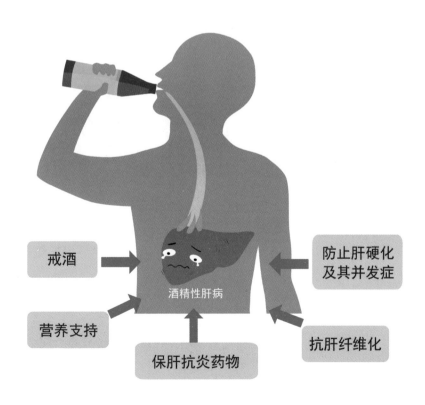

戒酒

营养支持

保肝抗炎药物

酒精性肝病

防止肝硬化
及其并发症

抗肝纤维化

大部分脂肪肝是能够治愈的。在单纯肝脂肪变阶段，通过调节生活方式治疗，完全可以改善肝脏脂肪沉积；在脂肪性肝炎阶段，有效的防治措施可以逆转早期肝纤维化，防治并发症。

1 确立脂肪肝可防可治的信念

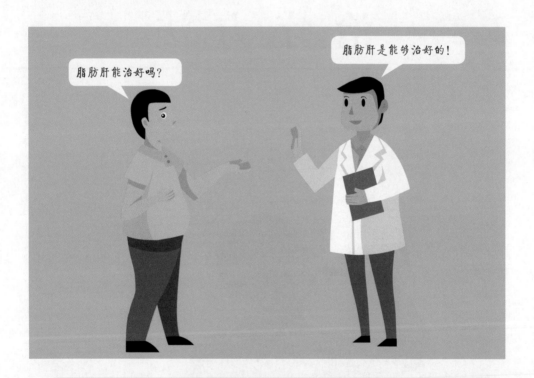

【小贴士】

(1) 单纯性脂肪肝，及时去除病因和诱因，肝内脂肪沉积可在3～6个月内得到明显改善。

(2) 脂肪性肝炎伴或不伴严重纤维化，通过一段时间的综合治疗，大部分也是可逆的。

(3) 脂肪性肝硬化，病情相对不可逆，但通过积极治疗，可延缓疾病进展。

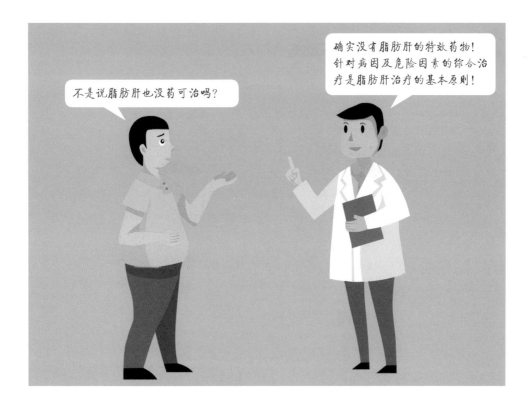

大部分的脂肪肝是能够治愈的。

慢性脂肪肝的发病多与酒精滥用、肥胖、代谢综合征等因素有关，且大部分患者处于疾病早期单纯肝脂肪变阶段。在该阶段，完全可以通过控制危险因素，调节饮食和合理运动，进而有效改善肝脏脂肪沉积，甚至逆转早期肝纤维化，可以说，早期的单纯性肝脂肪变是完全可以治愈的。伴有高脂血症、高血糖、高血压等代谢综合征的非酒精性脂肪性肝病的治疗是一项长期"综合治理"工程，需要改变生活方式、控制原发疾病、治疗并发症或合并症，肝病才能完全康复。

急性脂肪肝较为少见，且病因复杂。以妊娠急性脂肪肝为例，该病发病率极低，目前该病患病率为每10 000次分娩中有1～3例。曾经该病的病死率高达70%，是一种极其凶险的疾病。但随着该病诊断标准的完善，加之产前检查的普及，更多患者得到了早期诊断、早期治疗。有研究对近20年妊娠急性脂肪肝患者预后变化分析发现，近10年妊娠急性脂肪肝患者病死率已下降至3.6%，也有研究表明，该病发病至分娩1周内干预的患者病死率极低。因此，妊娠期加强产检，及早诊断，尽早治疗，能有效降低该病的凶险程度。

2 戒酒是酒精性肝病最基础的治疗方法

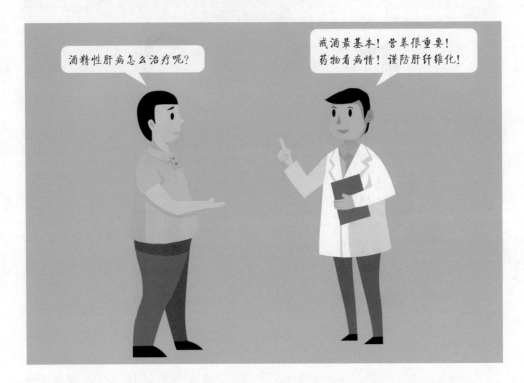

　　酒精对人体的危害是多方面的，对肝脏的伤害也是毋庸置疑的，目前也没有防治酒精性肝病的特效药物。戒酒和营养支持，减轻酒精性肝病的严重程度，改善已存在的继发性营养不良和对症治疗酒精性肝硬化及其并发症是酒精性肝病的治疗原则。

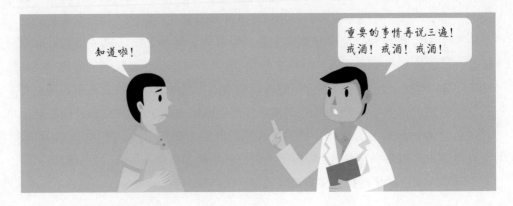

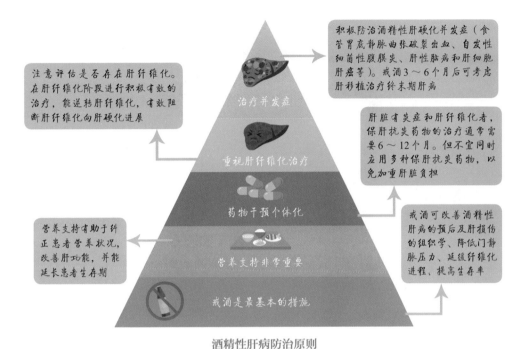

注意评估是否存在肝纤维化。在肝纤维化阶段进行积极有效的治疗，能逆转肝纤维化，有效阻断肝纤维化向肝硬化进展

积极防治酒精性肝硬化并发症（食管胃底静脉曲张破裂出血、自发性细菌性腹膜炎、肝性脑病和肝细胞肝癌等）。戒酒3～6个月后可考虑肝移植治疗终末期肝病

治疗并发症

肝脏有炎症和肝纤维化者，保肝抗炎药物的治疗通常需要6～12个月。但不宜同时应用多种保肝抗炎药物，以免加重肝脏负担

重视肝纤维化治疗

营养支持有助于纠正患者营养状况，改善肝功能，并能延长患者生存期

药物干预个体化

戒酒可改善酒精性肝病的预后及肝损伤的组织学、降低门静脉压力、延缓纤维化进程、提高生存率

营养支持非常重要

戒酒是最基本的措施

酒精性肝病防治原则

3 非酒精性脂肪性肝病的治疗是一项"综合治理工程"

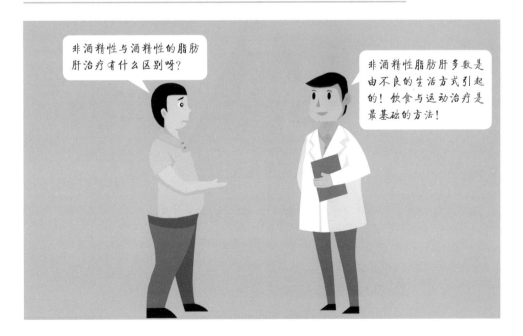

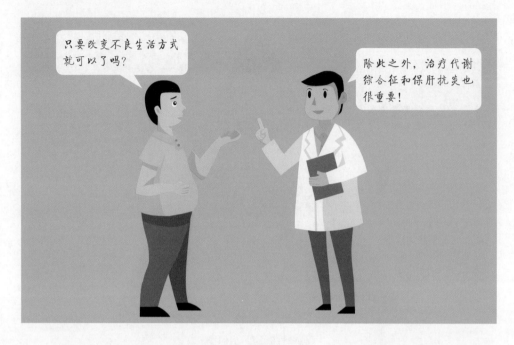

非酒精性脂肪性肝病的治疗主要包括生活方式干预（饮食和运动）、药物治疗、减肥手术和肝移植治疗等。

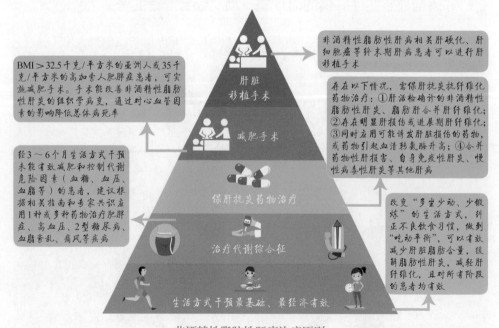

非酒精性脂肪性肝病治疗原则

4 脂肪肝患者的"饮食处方"

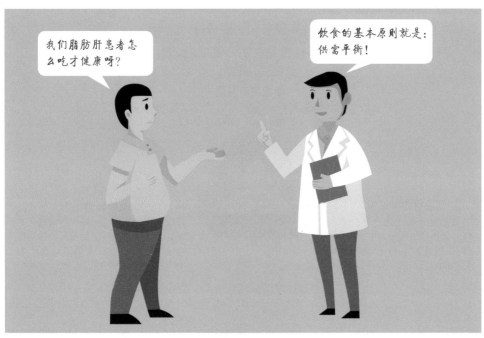

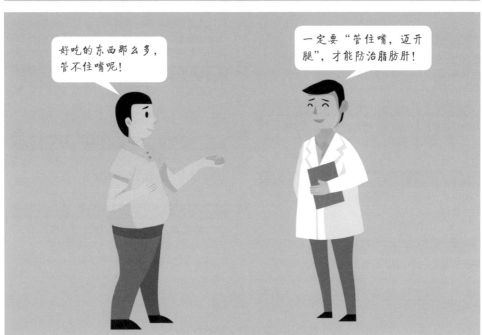

脂肪肝患者如何正确地吃，是针对该疾病一个很重要的治疗方法，也是预防疾病进展及相关并发症的重要措施。

（1）非酒精性脂肪性肝病

对于非酒精性脂肪性肝病患者来说，要通过"正确吃"，将体重、腰围、血脂、血糖、尿酸等代谢相关指标控制在正常范围内。

限制膳食热量
营养过剩相关脂肪肝患者，建议在人体每日需要总热量基础上，每日减少500～1000千卡热量

三餐定时适量
三餐热量分配比例合理，早餐应占全日总热量的30%，午餐占40%，晚餐占30%。严格控制晚餐后进食行为

调整膳食结构
建议高蛋白质、低脂肪和适量糖类的平衡膳食饮食模式（蛋白质提供热量占比10%～20%，脂肪提供热量占比小于30%，糖类提供热量占比50%～60%）

非酒精性脂肪性肝病患者饮食原则

❶ 平衡膳食模式
每日应摄入谷薯类、蔬菜类、水产品和畜禽肉类，以及适量的油脂类食物。主食以富含多糖的食物为主，如米饭、面条、馒头、土豆等

❷ 增加膳食纤维摄入
主食中应适当控制精白米面摄入，适量多吃含膳食纤维丰富的食物，如全谷物、杂豆类、蔬菜类等

❸ 保证优质高蛋白质摄入
常见的食物有鱼类、瘦肉、牛奶、蛋类、豆类及豆制品

❹ 增加维生素和矿物质摄入
富含B族维生素的食物：粗粮、干豆、蛋类、绿叶蔬菜等；富含维生素C的食物：新鲜蔬菜、水果；富含钙质的食物：牛奶、豆制品、海产品等

❺ 控制甜食、高热量及深加工食物
控制巧克力、糖果、薯片、奶酪、花生、奶茶、可乐、果汁、腌制肉类等甜食及深加工食品

❻ 少食煎炸等含油高的食品
少食猪油、牛油、羊油、奶油、油炸食品等含油量高的食物

❼ 限制摄入胆固醇含量高的食品
少吃如蛋黄、动物脑、动物肝肾、墨斗鱼（乌贼）、蟹黄、蟹膏等胆固醇含量高的食物

❽ 适量食用含甲硫氨酸高的食物
甲硫氨酸是一种有利于抗氧化的氨基酸，通常不能在体内自主合成，必须由外部获得。小米、莜面、芝麻等，以及新鲜绿色蔬菜如油菜、菠菜、菜花等含有较高的甲硫氨酸

非酒精性脂肪性肝病患者饮食处方

（2）酒精性肝病

对于酒精性肝病患者来说，营养支持是非常重要的一环，尤其是酒精性肝炎及酒精性肝硬化患者，往往存在营养不良和微量元素缺乏，而合理的膳食有助于纠正患者的营养状况，改善肝功能，并能延长患者生存期。在酒精性肝病的治疗过程中，应充分评估患者营养状况，判断是否存在蛋白质、热量、维生素和微量元素缺乏的情况。在戒酒的基础上，结合良好的营养支持，保证高蛋白质、低脂饮食，并适当补充B族维生素、维生素C、维生素K及叶酸。

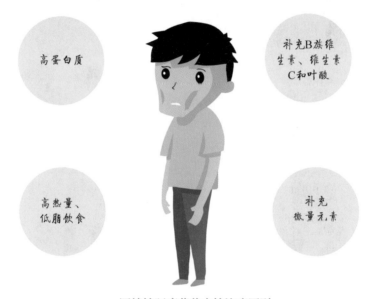

酒精性肝病营养支持治疗原则

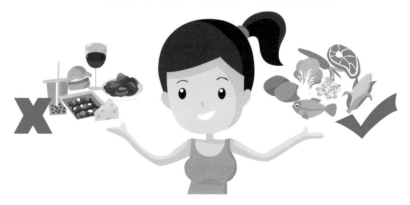

5 脂肪肝患者的"运动处方"

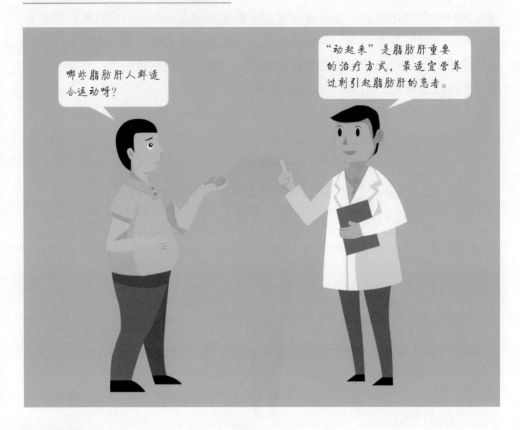

哪些脂肪肝人群适合运动呀?

"动起来"是脂肪肝重要的治疗方式,最适宜营养过剩引起脂肪肝的患者。

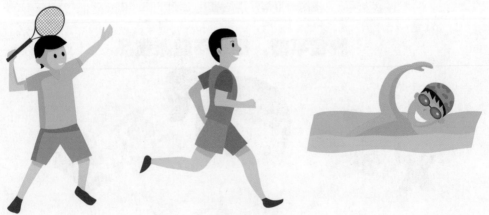

运动让人保持健康

运动治疗以锻炼全身体力和耐力为目标，宜选择全身性、中等强度、较长时间的运动项目。应根据患者兴趣并以能够坚持为原则选择体育锻炼方式，增加骨骼肌质量和防治肌少症。

锻炼时心率或脉搏至少要维持在每分钟100次以上，一般以目标心率维持在170减去实际年龄左右为运动量合适。但最高心率不宜越过200减去实际年龄，尤其老年人，应放低要求

一般每周5次，若为中年人且体胖者，应增加锻炼次数，每周5～7次为宜

坚持中等强度有氧运动的同时，脂肪肝患者宜加上力量训练，如俯卧撑、举哑铃、杠铃及其他运动器械（力量训练有助于防治肌少症，提高运动治疗的效果）

建议中等强度有氧运动，如中速步行（约每分钟120步）、慢跑、骑自行车、游泳、跳舞、羽毛球等球类运动等

运动前需至少进行5～8分钟热身运动，老年人可适当延长；锻炼期，有氧运动至少持续20分钟以上，但需量力而行，老年人适当缩短；运动后，需做舒缓运动。最佳锻炼时间：下午3—5点或晚上6—8点

运动前应客观评估体力、心肺承受能力，排除运动禁忌证，避免运动损伤。运动方式及强度宜个体化，量力而行，循序渐进，持之以恒。伴有糖尿病患者，要防治低血糖

运动治疗建议

6 减重和控制腰围，能让肝脏"瘦身"

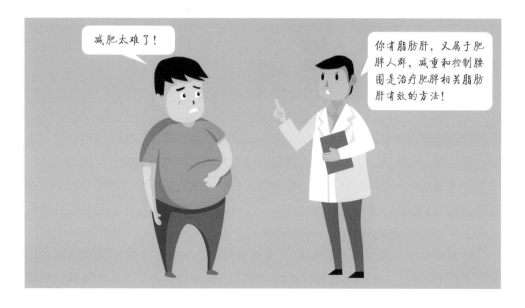

减轻体重和控制腰围是治疗营养过剩引起的脂肪肝及其并发症最为重要的治疗措施。无论是正常人还是慢性肝病的患者，要想长寿，都应该避免脂肪过度堆积，防止以腰围增粗为代表的内脏型肥胖。

　　研究表明，肥胖是非酒精性脂肪性肝病患病的独立危险因素，随着BMI指数的增高，非酒精性脂肪性肝病的患病率显著上升；与正常体重相比，肥胖个体发生非酒精性脂肪性肝病是体重指数正常者的3.5倍。体重指数不仅可以影响非酒精性脂肪性肝病患病情况，还会影响患者疾病进展与不良结局的出现，增加肝硬化、肝硬化并发症、肝脏相关死亡风险。即使体重指数正常的人群，也应注意腰围的管理。

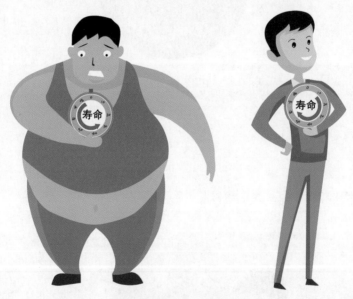

严重肥胖影响预期寿命

　　腹型肥胖（腰臀比男性≥0.90，女性≥0.85）的人群，发生代谢综合征、心脑血管事件的风险较一般人群高。腰臀比也是预测非酒精性脂肪性肝病发病的一个重要参考指标，在一些对非酒精性脂肪性肝病常见危险因素的数据分析中发现腰围每增加1厘米，患病风险增加19%，且与体重指数升高相比，腰臀比升高的患者，发生非酒精性脂肪性肝病的风险更高。

　　患有肥胖症，特别是腹部肥胖的人容易发生脂肪肝，肥胖不仅可以诱发脂肪肝、2型糖尿病、各种心脑血管疾病，还可以诱发或促进肝炎、肝硬化和肝癌的发生。一些因肥胖而引起的肝脏转氨酶偏高的问题，减肥比起药物治疗来说更有效。

一些研究显示，体重减少5%，就能有效逆转肝脂肪浸润，让肝脏瘦身；对于一些肝脏转氨酶升高的脂肪肝患者，体重每下降1%，血清转氨酶可降低8.3%，而当体重下降10%，升高的转氨酶多数能恢复正常。因此，科学有效地进行体重管理，是营养过剩导致的脂肪肝非常重要的治疗措施之一。

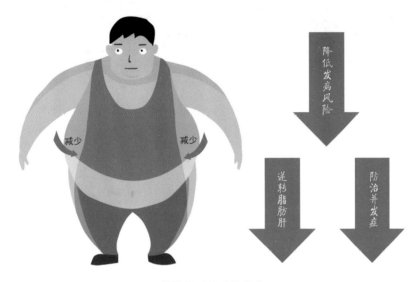

科学管理体重获益多

需要警惕的是，减肥也不可盲目，盲目快速的减肥方式不仅无助于脂肪性肝病的治疗，更有甚者会导致肝功能损伤反而加重病情，甚至发生肝功能衰竭和死亡。

【减肥注意事项】

(1) 减肥不宜过快过猛。

(2) 预防体重反弹。

(3) 选择适合自己的减肥方式。

(4) 药物减肥，需警惕减肥药物的不良反应。

(5) 运动减肥，注意选择合适的运动方式与运动量。

(6) 慎重考虑减肥手术。

7 改善胰岛素抵抗有助于从源头上防治糖和脂肪代谢紊乱

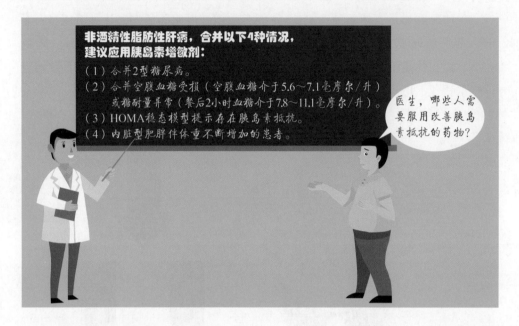

非酒精性脂肪性肝病，合并以下4种情况，
建议应用胰岛素增敏剂：
(1) 合并2型糖尿病。
(2) 合并空腹血糖受损（空腹血糖介于5.6～7.1毫摩尔/升）
    或糖耐量异常（餐后2小时血糖介于7.8～11.1毫摩尔/升）。
(3) HOMA稳态模型提示存在胰岛素抵抗。
(4) 内脏型肥胖伴体重不断增加的患者。

医生，哪些人需要服用改善胰岛素抵抗的药物？

糖尿病和脂肪肝是"难兄难弟"的存在，且即便没有糖尿病，胰岛素抵抗和高胰岛素血症仍是非酒精性脂肪性肝病患者常见的病理生理改变，胰岛素增敏剂适用于存在胰岛素抵抗的脂肪肝患者。

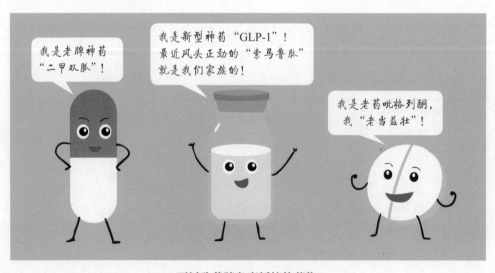

我是老牌神药"二甲双胍"！

我是新型神药"GLP-1"！最近风头正劲的"索马鲁肽"就是我们家族的！

我是老药吡格列酮，我"老当益壮"！

可以改善胰岛素抵抗的药物

可用于防治脂肪肝的胰岛素增敏剂

"江湖"地位	药物种类	代表药物	优点	用药注意事项
"神药"	双胍类	二甲双胍	是理想的胰岛素增敏剂，可以改善胰岛素抵抗、降低血糖和辅助减肥。建议用于非酒精性脂肪性肝病患者2型糖尿病的预防和治疗，尤其是合并肥胖的非酒精性脂肪性肝病患者，首选二甲双胍控制血糖	二甲双胍本身对非酒精性脂肪性肝炎并无治疗作用。二甲双胍虽然目前被奉为"神药"，显示出诸多良好的作用，但肝功能不全和不能戒酒的酒精性肝炎患者应慎用二甲双胍，以免发生乳酸中毒。二甲双胍经肾脏排出，肾功能不全者慎用
"新药"	胰高血糖素样肽1（GLP-1）	利拉鲁肽、索马鲁肽	具备多重降糖机制，能够帮助减肥和改善胰岛素抵抗，能通过调节人类肝细胞脂质代谢和肝胰岛素信号传导改善脂肪肝。适合用于肥胖且血糖高的脂肪肝患者的治疗	被奉为"减肥神药"的索马鲁肽也是这个家族的一员。但此类药物作为刚上市的新药，目前在真实世界中临床应用的有效性及安全性仍需拭目以待
"老药"	噻唑烷二酮类	吡格列酮、罗格列酮	可减少外周组织和肝脏的胰岛素抵抗，增加依赖胰岛素的葡萄糖的处理，并减少肝糖的输出	吡格列酮虽然可以改善胰岛素抵抗及降低血糖，但同时有增加体重的不良反应，也可能会导致骨质疏松、充血性心脏疾病等药物不良反应。该药尤其不宜用于合并活动性肝病或血清丙氨酸转移酶高于正常值3倍以上的糖尿病患者

注：任何用药均需在医生的评估下使用。

8 改善血脂异常是脂肪肝治疗的重要目标之一

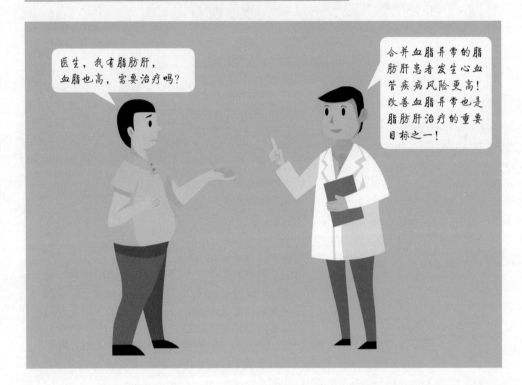

脂肪肝和高脂血症也是一对"难兄难弟"。高脂血症是脂肪肝的重要危险因素，而脂肪肝患者也常伴有血脂的异常，且合并血脂异常的脂肪肝患者，发生心血管疾病的风险更高。非酒精性脂肪性肝病患者血脂紊乱常以血清甘油三酯升高、低密度脂蛋白胆固醇升高及高密度脂蛋白胆固醇下降为特点。

治疗脂肪肝伴高脂血症的降脂药物

药物种类	代表药物	优　　点	用药注意事项
贝特类	非诺贝特、苯扎贝特等	贝特类药物是治疗高甘油三酯血症的一线用药，当甘油三酯严重升高时（≥5.65毫摩尔/升），建议立即应用贝特类降脂治疗。且研究证明，降低甘油三酯水平，有助于降低心血管疾病和糖尿病的发病风险	贝特类药物本身具有致肝功能损伤的潜在危险性

续　表

药物种类	代表药物	优　　点	用药注意事项
他汀类	阿托伐他汀、普伐他汀、辛伐他汀、瑞舒伐他汀等	他汀类药物是降低血清低密度脂蛋白胆固醇的一线用药。长期服用他汀类药物能够促进非酒精性脂肪性肝病患者肝功能恢复，并可能延缓肝纤维化和肝硬化进展	低密度脂蛋白胆固醇不是降得越低越好，保持在正常范围最佳。且他汀类药物也存在肌病（肌肉痛、肌炎和横纹肌溶解）和肝脏不良反应（转氨酶升高）等药物安全性问题
ω-3多不饱和脂肪酸	深海鱼油，Omacor（首款原研进口鱼油类口服处方药物）	ω-3多不饱和脂肪酸可以降低血脂、血压和心血管疾病的发病率，能通过抗脂质氧化、提高肝脏脂质代谢、降低血黏度等作用，主要用于血清甘油三酯轻度升高的治疗，并且药物安全性高	对重度高甘油三酯血症的降脂效果不肯定
中成药	脂必妥、血脂康等	血脂康和脂必妥均可有效降低血清胆固醇、甘油三酯水平，升高高密度脂蛋白胆固醇水平，有助延缓动脉粥样硬化的发生	血脂康和脂必妥的主要成分都是中药红曲，红曲中含有天然结构的洛伐他汀及其他的他汀同系物。此类药物所含他汀量有限，而且洛伐他汀本身就是一种降脂强度不高的他汀。适用于血脂水平轻度升高的患者

注：任何用药均需在医生的评估下使用。

9 正确选择保肝药物

目前并没有针对脂肪肝的特效药物，也没有可推荐用于预防脂肪性肝炎、脂肪肝相关肝硬化及肝癌的有效药物。在综合治疗的基础上，一些保肝药物可作为辅助治疗用于已确诊的脂肪肝、进展性肝纤维化或肝酶升高的情况。

需要重视的是，要合理运用保肝药物，不能看到肝脏转氨酶升高，就运用各种保肝药来降低转氨酶，而忽略了转氨酶升高的真正病因。大多数因肥胖或非酒

医生，转氨酸指标升高就代表了肝功能不全吗？

血清谷丙转氨酶升高是肝细胞损伤的标志！不能仅凭转氨酶升高，就称为"肝功能不全"。

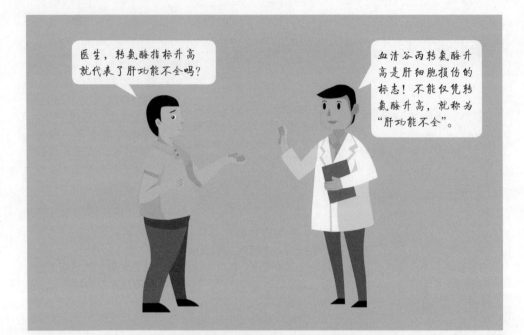

医生，我肝脏转氨酶升高需要吃药吗？

脂肪肝合并以下情况，建议运用保肝抗炎药物：

（1）肝活检病理确诊酒精性肝炎和非酒精性脂肪性肝炎。

（2）临床、实验室及影像学检查提示存在明确肝损伤和（或）进展性肝纤维化者。

（3）服用的药物可能诱发肝损伤或影响基础治疗方案，或在治疗过程中出现血清转氨酶升高或胆汁淤积。

（4）戒酒3个月后，仍有肝酶学指标异常的酒精性肝病患者。

（5）合并自身免疫性肝炎、慢性病毒性肝炎等其他肝病的患者。

脂肪肝患者出现转氨酶升高，提示可能存在脂肪性肝炎！

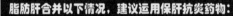

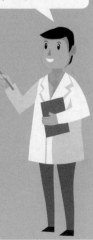

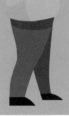

精性脂肪性肝病引起的轻度肝脏转氨酶升高，仅需要饮食和运动治疗，肝脂肪变就能得到有效的改善，肝功能异常也会得到有效的改善。如果经医生临床评估，确实需要应用保肝药物的患者，建议选择1种保肝药物，最多不超过2种，以免增加肝脏负担。用药期间应定期随访监测，及时调整方案，如果用药6个月血清氨基转移酶仍无明显下降则建议改用其他保肝药物治疗。

保肝药物使用建议

适应证药物推荐	多烯磷脂酰胆碱	水飞蓟素（宾）	维生素E	双环醇	甘草酸制剂	熊去氧胆酸	S-腺苷蛋氨酸
合并高脂血症、高血压、糖尿病者	●	●	●	●			
血清转氨酶显著升高，影响他汀类治疗				●	●		
肝活检提示明显炎症/坏死，疑似中重度酒精性肝炎					●		
合并胆石症/胆囊胆固醇结晶/肝内胆汁淤积						●	
合并肝内胆汁淤积及抑郁症的酒精性/非酒精性肝炎							●
不能完全戒酒	●						●

注：所有药物均为处方药，应经医生评估病情后使用。孕产妇、儿童、老年人等特殊人群用药应严格按照说明书禁忌使用。

10 中西医结合疗效好

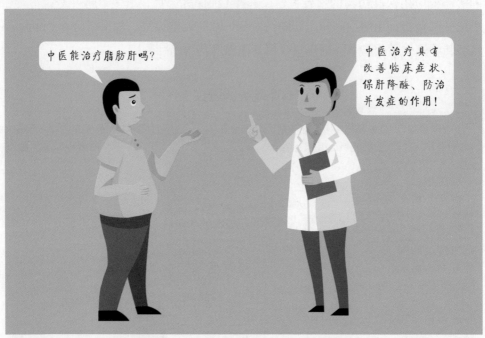

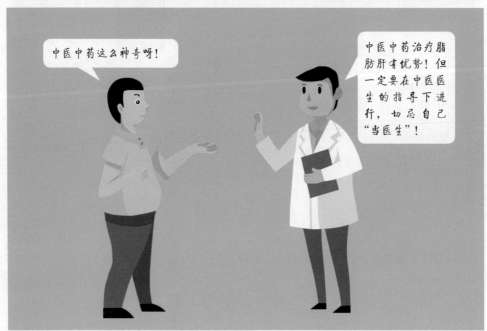

（1）中医对非酒精性脂肪性肝病的认识与治疗

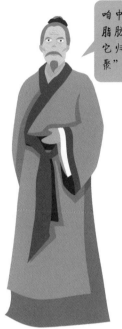

咱中医学中可没有非酒精性脂肪性肝病的病名，咱们把它归于"肝癖""胁痛""积聚""痞满""肝胀""肝痞"

【小知识】非酒精性脂肪性肝病中医病名

  非酒精性脂肪性肝病是现代医学中的病名，在中医学中没有系统的记载，但根据其临床表现将其归于"胁痛""痞满""肝胀""肝痞""肝癖""肝着""积聚""痰证""痰浊""湿阻""瘀证""肥气""积证"等范畴，2009年发布的《非酒精性脂肪性肝病中医诊疗共识意见》将非酒精性脂肪性肝病的病名定为"肝癖""胁痛""积聚"。2021年国家中医药管理局华南区中医肝病诊疗中心联盟又结合脂肪肝的研究进展，更新、修订形成了《肝癖（非酒精性脂肪性肝炎）诊疗方案》，将非酒精性脂肪性肝病中医病名定为"肝癖"。

  中医学认为，非酒精性脂肪性肝病（肝癖）是一种因肝失疏泄，脾失健运，痰、浊、瘀积于肝引起的以胁胀或痛、右胁下肿块为主要临床表现的疾病。这个疾病状态，相当于非酒精性脂肪性肝病疾病谱中的非酒精性单纯性脂肪变、非酒

精性脂肪性肝炎及非酒精性脂肪性肝病相关性肝硬化状态。

中医认为，非酒精性脂肪性肝病的病因不外乎先天禀赋不足（遗传因素）与后天因素，后天因素多源于情志失畅、饮食不节、贪逸少劳、久病迁延等因素，而现代医学认为非酒精性脂肪性肝病的发病与年龄、性别、种族、膳食结构、生活方式、遗传、代谢综合征等高度相关。由此可见，中医对疾病发病原因的认识与现代医学的发病因素不谋而合，且远远早于现代医学的认识。

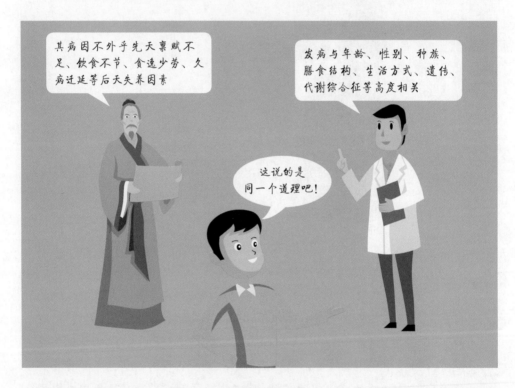

"病证结合，辨证施治"是中医治疗脂肪肝的精髓

【小知识】

(1) 辨证论治：又称为辨证施治，是中医认识疾病和治疗疾病的基本原则。所谓"辨证"，就是把四诊（望诊、闻诊、问诊、切诊）所收集的资料、症状和体征，通过分析、综合，辨清疾病的病因、性质、部位，以及邪正之间的关系，概括判断为某种性质的证。论治，又

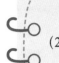

> 称为"施治"，即根据辨证的结果，确定相应的治疗方法。
>
> (2)"证"是对机体在疾病发展过程中某一阶段病理反映的概括，包括病变的部位、性质及邪正关系等，反映这一阶段病理变化的本质。

中医辨证论治的过程，是中医认识疾病和解决疾病的过程。目前，西医对于非酒精性脂肪性肝病的发病机制尚未完全阐明，也缺乏理想的药物治疗。虽然运动、控制体重等行为治疗对早期非酒精性脂肪性肝病是确切有效的，但部分肝功能异常、存在代谢综合征或行为疗法疗效不佳的患者，仍需药物介入。长期的临床实践证明，只要辨证施治准确，中医药治疗对非酒精性脂肪性肝病的疗效是肯定的，能明显改善症状，并有保肝降酶的作用，并且在一定程度上逆转脂肪肝的进程，乃至逆转肝纤维化。

由中华中医药学会脾胃病分会牵头制定的专家共识意见，将非酒精性脂肪性肝病常见证型列为肝郁脾虚证、湿浊内停证、湿热蕴结证及痰瘀互结证共4型。

非酒精性脂肪性肝病中医辨证治疗一览表

[根据《非酒精性脂肪性肝病中医诊疗专家共识意见（2017）》及《非酒精性脂肪性肝病中医诊疗指南（基层医生版）》制定]

证型	主要症状	治法	推荐方药	中成药处方
肝郁脾虚证	右胁肋胀满或走窜作痛，每因烦恼郁怒诱发，腹胀便溏，腹痛欲泻，倦怠乏力，抑郁烦闷，时欲太息，舌淡，边有齿痕，苔薄白或腻，脉弦或弦细	疏肝健脾	逍遥散加减	(1) 强肝胶囊（颗粒）（处方来源：2017年版《国家基本医疗保险、工伤保险和生育保险药品目录》） (2) 舒肝康胶囊［处方来源：中成药国家标准（内科肝胆分册）ws-11224 (ZD-1224) 2002］
湿浊内停证	右胁肋不适或胀闷，形体肥胖，周身困重，倦怠乏力，胸脘痞闷，头晕恶心，食欲不振，舌淡红，苔白腻，脉弦滑	祛湿化浊	胃苓汤加减	壳脂胶囊（处方来源：2017年版《国家基本医疗保险、工伤保险和生育保险药品目录》）

续　表

证型	主要症状	治法	推荐方药	中成药处方
湿热蕴结证	右胁肋胀痛，口黏或口干口苦，胸脘痞满，周身困重，食少纳呆，舌质红，苔黄腻，脉濡数或滑数	清热化湿	三仁汤合茵陈五苓散加减	（1）胆宁片（处方来源：2017年版《国家基本医疗保险、工伤保险和生育保险药品目录》） （2）化滞柔肝颗粒（处方来源：2017年版《国家基本医疗保险、工伤保险和生育保险药品目录》）
痰瘀互结证	右胁下痞块，右胁肋刺痛，纳呆厌油，胸脘痞闷，面色晦滞，舌淡黯，边有瘀斑，苔腻，脉弦滑或涩	活血化瘀，祛痰散结	血府逐瘀汤合二陈汤加减	大黄䗪虫丸（处方来源：《中华人民共和国药典》2015版，一部）

注：中药煎煮方法，水煎服，每天1剂，每次煎煮至150毫升，每天2次，温服。14天为1个疗程，连续服用2～3个疗程。

【温馨提示】

　　中医药临床治疗有效的前提是辨证施治准确，所以不建议患者自行开具中药方剂治疗，或者应用一些土方子、验方或当地草药自行治疗。这样的后果，轻则治疗无效，重则一些中草药也会导致肝功能受损，甚至导致肝功能衰竭。

　　（2）中医对酒精性肝病的认识与治疗

　　酒精性肝病是一种发病率较高的肝病，是指由大量饮酒或长时间饮酒导致的肝脏病变，以酒精性脂肪肝为主，约占酒精性肝病的90%。酒精性肝病患者的肝脏往往伴有纤维化病变，存在肝硬化风险。现阶段，西医治疗酒精性肝病多从戒酒、营养支持、保肝着手，一定程度上能减轻临床症状，但仍缺乏特异性的治疗药物。近些年来，中医药在治疗酒精性肝病方面取得了一定的进展。

　　中医学中并没有"酒精性肝病"的病名，一般根据酒精性肝病的症状及病因，将其归于"胁痛""酒疸""伤酒""酒癖""酒胀""酒臌"等病证范畴。

中西医对不同阶段酒精性肝病的认识

项目		西 医	中 医
初期阶段	病名	酒精性脂肪肝	伤酒、胁痛、酒癖
	病理特点	肝内脂肪代谢发生障碍，氧化减弱，使中性脂肪堆积于肝细胞中，并促进脂肪酸的合成，使脂肪在肝细胞中堆积而发生脂肪变性	酒伤肝脾，聚湿生痰——酒食伤脾，聚湿生痰，脾病及肝，病位多在肝脾，肝郁脾虚、湿热互结，气血运行紊乱，痰浊郁结，气机升降失常，致胸膈痞满、食欲不振，胁肋胀闷不舒或隐痛，呕恶、吐酸等症
中期阶段	病名	酒精性肝炎阶段及早期肝硬化	酒癖
	病理特点	急性或慢性肝脏炎性病变，有肝细胞空泡样变性、坏死、乙醇性透明小体、小叶内中性粒细胞和淋巴细胞浸润、纤维组织增生和胆汁淤积	气血痰湿热毒内蕴，肝脾同病——疾病迁延日久，初期未治或误治，病情日益加重，酒湿毒邪积聚于中焦，内蕴而不化，气血、痰浊、湿热相互搏结，停于胁下，甚至结为痞块而成酒癖
末期阶段	病名	酒精性肝硬化及肝硬化肝功能失代偿期	酒癖、酒臌
	病理特点	肝组织病理学显示弥漫性肝纤维化及假小叶形成；伴有腹水、食管胃底静脉曲张破裂出血及肝性脑病等严重并发症者，为失代偿期肝硬化的临床表现	肝脾肾同病，气血水互结——疾病迁延不愈，或纵酒不节，在肝郁脾虚、湿郁互结或湿热蕴结的病机基础上病情将进一步加重，气、血、水互结于肝而痹阻脉络，从而导致肝硬化的发生

酒精性肝病的中医治疗进展

中医在治疗酒精性肝病方面有独特优势，在大量的实践中，积累了丰富的临床经验，通过对酒精性肝病辨证分期治疗、经验方等治疗，取得了一定的成效。

酒精性肝病中药治疗方法

项目	疾病阶段	治疗原则	代表方剂
分期论治（根据酒精性肝病初期、中期、末期等疾病发展不同阶段的特征，进行辨证论治）	初期伤酒期	疏肝健脾祛痰化湿	小柴胡汤、柴胡疏肝散、木香顺气散为基础方，辨证加减
	中期酒癖期	清热解毒疏肝利湿	茵陈蒿汤加减
		疏肝解郁活血化瘀	柴胡疏肝散合膈下逐瘀汤加减

续 表

项 目	疾病阶段	治疗原则	代表方剂
分期论治 （根据酒精性肝病初期、中期、末期等疾病发展不同阶段的特征，进行辨证论治）	末期酒臌期	扶正祛邪 攻补兼施	八珍汤合酒积丸、滋水清肝饮合化积丸、复元活血汤合连朴饮为基础方，辨证加减
分型论治 （根据酒精性肝病患者不同的中医证候特点，辨证论治）	肝郁脾虚型	活血化瘀 疏肝健脾	逍遥散加减
	湿热蕴结型	清热祛湿 疏肝利胆	茵陈蒿汤加减
	气滞血瘀型	活血化瘀	膈下逐瘀汤加减
	肝肾阴虚型	养阴柔肝	一贯煎加减加减
	脾肾阳虚型	温脾补肾	济生肾气丸加减
经验方治疗		化酒祛湿 温中和胃	葛花解醒汤加减

注：缺点是近年来临床上关于中医药治疗酒精性肝病的文献报道逐渐增多，但现有的相关文献报道多停留在临床总结阶段，缺乏大样本的前瞻性对照研究，且其疗效评价缺乏客观统一标准。

常见误区

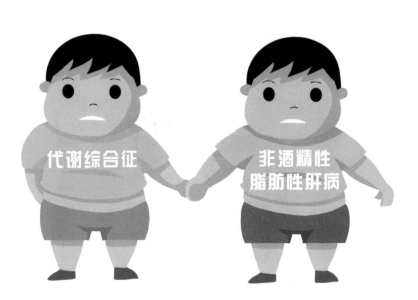

在脂肪肝的防治过程中，也经常存在一些误区，需要大家重视！

误区 **1** 脂肪肝是良性病变，不需要治疗

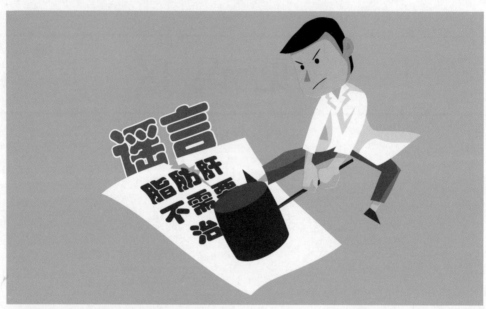

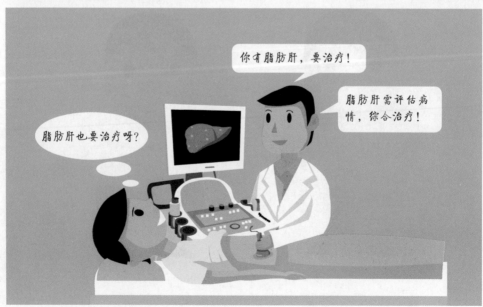

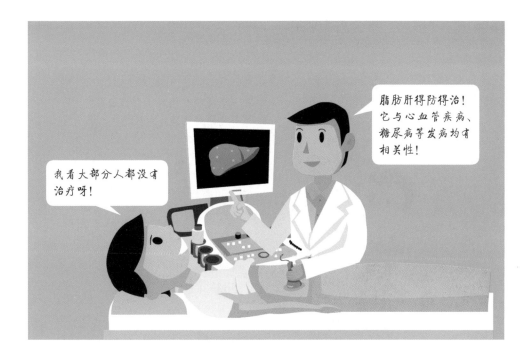

前面我们已经讲过，脂肪肝是良性病变，早期轻度的肝脂肪变，确实无须药物治疗。但不需要药物治疗，不代表不需要治疗。

脂肪肝其实不是一个独立的疾病，而是全身性疾病累及肝脏的病理性表现。比如，酒精性脂肪肝不仅可以引起严重的肝脏损伤、肝硬化，乃至肝癌，酒精本身也会对我们的大脑、神经、心脏等产生很大的伤害。非酒精性脂肪性肝病虽然症状轻微，但其危害性也是不小的。它与肝硬化、肝癌的发病有一定相关性，也会增加心血管疾病、结直肠癌、糖尿病、代谢综合征的发病风险。放任脂肪肝的发展，会引起肝内、肝外诸多并发症。因此，脂肪肝得治！

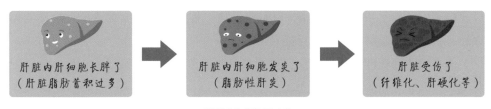

脂肪肝"发展史"

误区 2 "瘦人"不会患脂肪肝

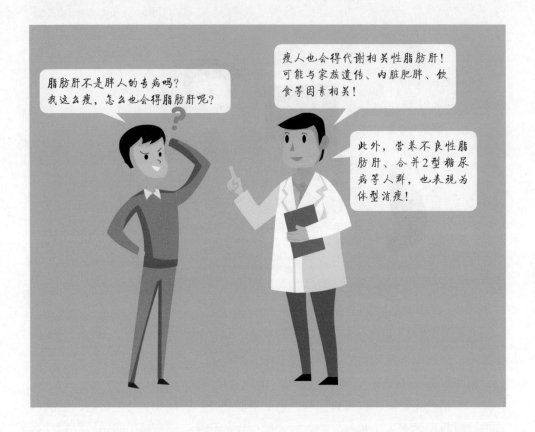

我们很多人会问脂肪肝不是胖人的专病吗？怎么瘦子也会得呀？"瘦人脂肪肝"，是指根据体重指数归类为非超重/肥胖的瘦人中存在脂肪肝（非酒精性脂肪性肝病）的情况。尽管非酒精性脂肪性肝病的发病与肥胖密切相关，但非肥胖甚至体重指数正常的人同样可以发生非酒精性脂肪性肝病。在全球非酒精性脂肪性肝病患者中，体重指数正常群体占19.2%，所以体重指数正常的人群，也不能掉以轻心，忽视其脂肪肝的发病可能。

瘦人患非酒精性脂肪性肝病，可能与家族遗传性因素、胰岛素抵抗、内脏肥胖、饮食因素等相关。

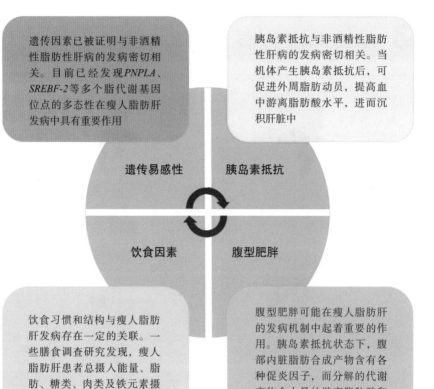

遗传因素已被证明与非酒精性脂肪性肝病的发病密切相关。目前已经发现*PNPLA*、*SREBF-2*等多个脂代谢基因位点的多态性在瘦人脂肪肝发病中具有重要作用

遗传易感性

胰岛素抵抗与非酒精性脂肪性肝病的发病密切相关。当机体产生胰岛素抵抗后，可促进外周脂肪动员，提高血中游离脂肪酸水平，进而沉积肝脏中

胰岛素抵抗

饮食因素

饮食习惯和结构与瘦人脂肪肝发病存在一定的关联。一些膳食调查研究发现，瘦人脂肪肝患者总摄入能量、脂肪、糖类、肉类及铁元素摄入量均高于不合并脂肪肝的相同 BMI 人群

腹型肥胖

腹型肥胖可能在瘦人脂肪肝的发病机制中起着重要的作用。胰岛素抵抗状态下，腹部内脏脂肪合成产物含有各种促炎因子，而分解的代谢产物含大量的游离脂肪酸和甘油三酯，均经门静脉直接进入肝脏诱发肝脂肪变

瘦人脂肪肝发病相关因素

由于瘦人脂肪肝发病机制复杂，在诊治过程中应同时重视治疗肝脏病变和纠正全身代谢紊乱。以生活方式干预为基础的减重治疗在瘦人脂肪肝的管理中仍然非常重要，要注意调整饮食结构，加强运动，尤其要重视控制腰围。

此外，营养不良（恶性营养不良、全胃肠外营养、重度贫血、低氧血症、短期饥饿和体重急剧下降等）、2型糖尿病也是慢性脂肪肝的病因之一。因此，此类人群虽然体型消瘦，但也存在罹患脂肪肝的风险。

误区 **3**　　控制饮食就是不吃饭

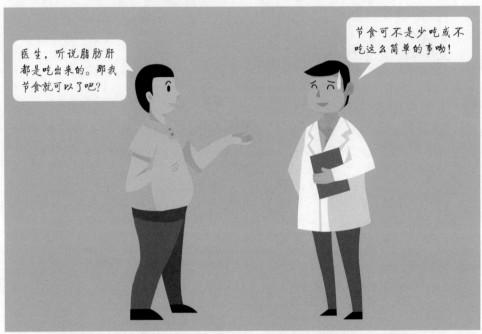

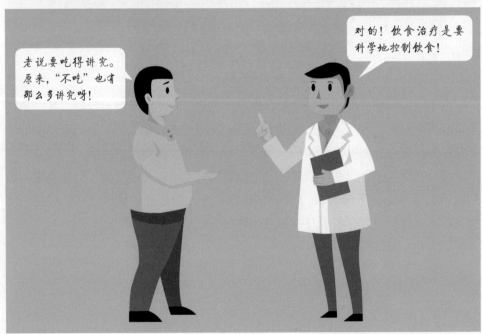

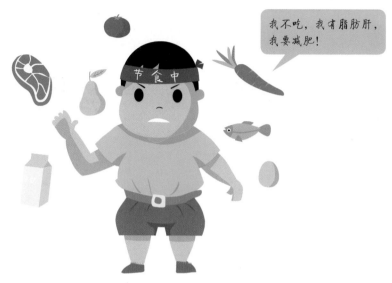

盲目节食不可取

饮食治疗是绝大多数慢性脂肪肝患者最基本的治疗方法。饮食治疗的目的是尽可能地使体重、腰围及相关代谢指标（血糖、血脂、尿酸）控制在正常范围，其最终目的是改善肝脏脂肪沉积。但控制饮食，不是说不吃米饭、不吃糖类这么简单。糖类是三大营养素之一，《中国居民膳食指南（2022年版)》提倡的平衡膳食模式中，建议糖类供能要占膳食总能量的50%～65%。糖类的主要食物来源有谷物、根茎蔬菜类（如胡萝卜、番薯等）、水果、干果类、干豆类等。对于正常人群来说，我们要控制每日摄入总能量，做到"吃动平衡"；对于营养过剩型脂肪肝的人群来说，要在限制膳食热量的基础上调整膳食结构，建议高蛋白质、低脂肪、适量糖类的平衡膳食模式；对于酒精性肝病患者来说，建议高热量、高蛋白质、低脂肪饮食。我们要通过制订合理的膳食种类及数量，在保证人体必需的能量及各类营养元素的同时，又能防治脂肪肝及代谢综合征。

误区 **4**　　快速减肥不会损伤身体

在非酒精性脂肪性肝病的防治策略中，控制饮食、控制体重是非酒精性脂肪性肝病重要的防治措施。但是，如果采用禁食、过分节食等不科学的减肥方法，

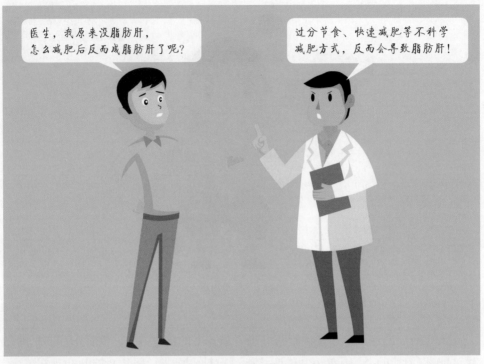

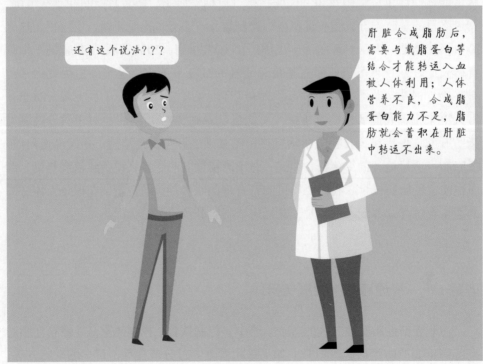

一味追求快速减轻体重，反而会导致脂肪肝。肝内脂肪的转运需要载脂蛋白的参与，禁食或者低蛋白质无糖类饮食方式，会导致肝脏合成载脂蛋白原料不足，转运脂肪的能力大大减弱，脂肪就会蓄积在肝脏中转运不出来。此外，人体长时间处于饥饿状态时，机体无法得到足够的能量，身体就会调动其他部位储存的脂肪、蛋白质，运送到肝脏这一人体热量代谢的中心进行代谢，让大量脂肪酸进入肝脏当中，也容易导致脂肪肝。少数患者，采用快速减肥的方式，反而会加重肝脏细胞的损伤，导致肝组织炎症、坏死及纤维化加重，甚至导致肝功能衰竭。

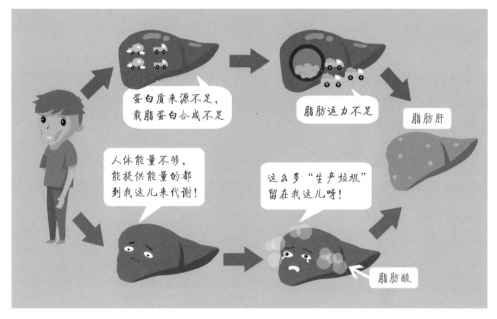

过度节食会导致脂肪肝

因此，过度节食减肥并不可取，要选择科学、持续有效的减肥方法，并且要预防体重反弹。

误区 **5** 脂肪肝治疗必须吃药

大部分的脂肪肝患者是不需要药物治疗的，主要以去除病因、生活方式干预为主。对于酒精性肝病而言，目前没有针对该病的特效药物，戒酒仍是目前为止

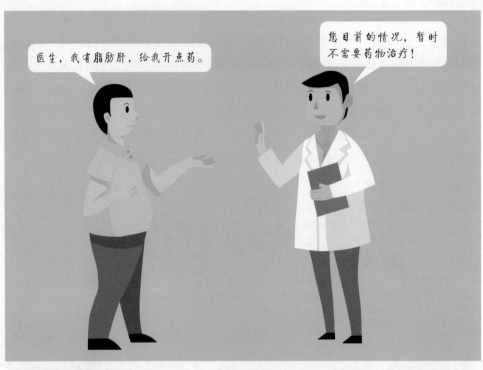

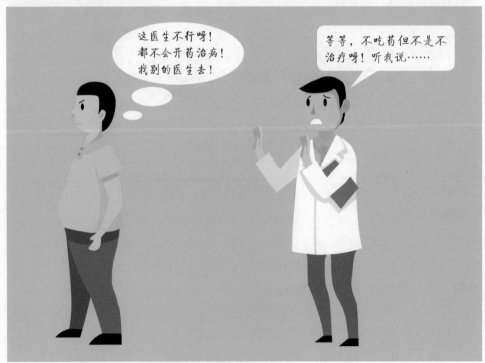

最为有效的治疗方式。对于非酒精性脂肪性肝病患者而言，改变不良生活方式，通过饮食治疗结合运动治疗，进而减少体重和腰围是预防和治疗非酒精性脂肪性肝病及其并发症最为重要的治疗措施。

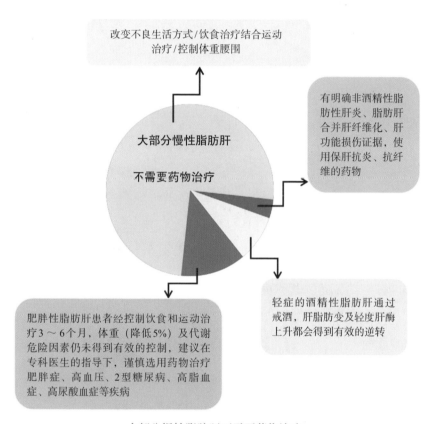

改变不良生活方式/饮食治疗结合运动治疗/控制体重腰围

大部分慢性脂肪肝

不需要药物治疗

有明确非酒精性脂肪性肝炎、脂肪肝合并肝纤维化、肝功能损伤证据，使用保肝抗炎、抗纤维的药物

轻症的酒精性脂肪肝通过戒酒，肝脂肪变及轻度肝酶上升都会得到有效的逆转

肥胖性脂肪肝患者经控制饮食和运动治疗3～6个月，体重（降低5%）及代谢危险因素仍未得到有效的控制，建议在专科医生的指导下，谨慎选用药物治疗肥胖症、高血压、2型糖尿病、高脂血症、高尿酸血症等疾病

大部分慢性脂肪肝不需要药物治疗

误区 6　脂肪都是坏东西

很多脂肪肝或高脂血症的患者认为，既然肝脏内有过多的脂肪，血脂高，那就严格控制脂肪的摄入，"滴油不沾"不就可以了吗？

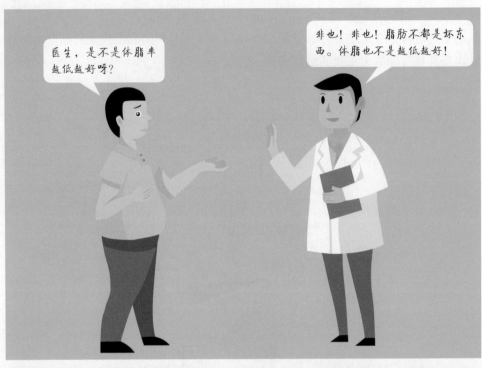

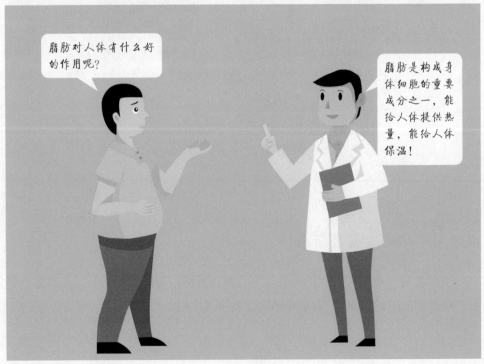

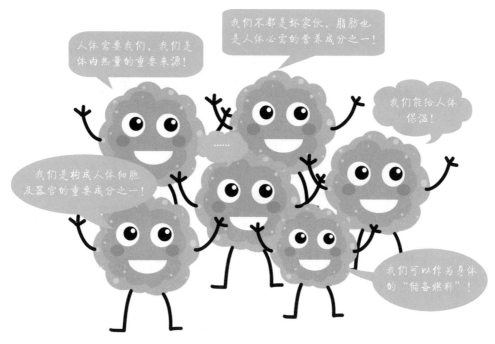

脂肪组织的作用

脂肪肝患者也是需要适量的脂肪摄入的。我们日常食用的烹调油包括植物油和动物油，是人体必需脂肪酸和维生素E的重要来源。但是，过多烹调油的使用会增加脂肪的摄入，导致膳食中脂肪供能比超过适宜范围，因此要健康科学地选择食用油，减少烹调油和动物脂肪用量，推荐每天的烹调油摄入量为25～30克。要不吃或少吃含有反式脂肪酸的食物（氢化油脂、人造黄油、起酥油等），保证每日饮食中饱和脂肪酸（动物油为主，如牛油、猪油、黄油等）、单不饱和脂肪酸（植物油为主，如菜籽油、茶油、橄榄油等）和多不饱和脂肪酸（玉米油、大豆油、葵花籽油、花生油、芝麻油等）的比例为1：1：1。

误区 7　儿童不会患脂肪肝

儿童也会患脂肪肝！

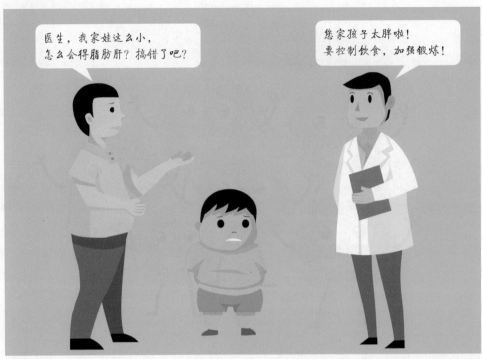

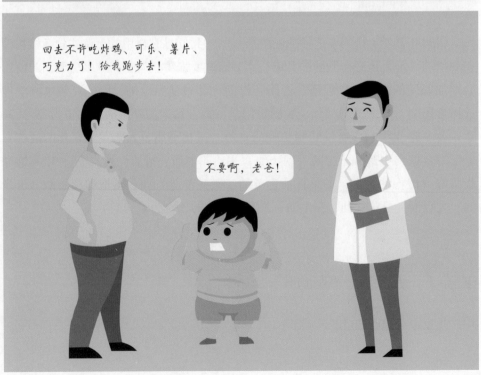

近些年来，随着肥胖症的全球流行，世界各地肥胖儿童的比例也在逐年上升，随之而来的是儿童脂肪肝发病率的升高。

儿童非酒精性脂肪性肝病是指发生在18岁以前的慢性脂肪肝。诊断需要排除其他可以导致肝脂肪变的病因，包括遗传/代谢性疾病、感染、应用可致肝脂肪变的药物、饮酒或营养不良。

在儿童非酒精性脂肪性肝病筛查方面，一些国内外儿童脂肪肝指南建议对一些肥胖儿童和存在额外风险因素或非酒精性脂肪性肝病家族史的超重儿童进行疾病筛查。所以，我们广大家长要注意了，如果您的孩子严重肥胖，伴有非酒精性脂肪肝的家族史，最好到医院给孩子筛查一下有没有脂肪肝。

儿童非酒精性脂肪性肝病的治疗策略有别于成年人，主张以强化改变生活方式的非药物治疗为主、药物治疗为辅的治疗原则。要尽可能避免药物减肥、极低热量饮食减肥和手术减肥，以免影响儿童生长发育和导致更严重的肝损伤。要通过健康宣教及行为干预来实现体重的控制，要在确保饮食均衡的基础上控制总热量的摄入，并要督促患儿坚持进行有氧运动。

误区 8　肝活检病理没问题就一定没问题

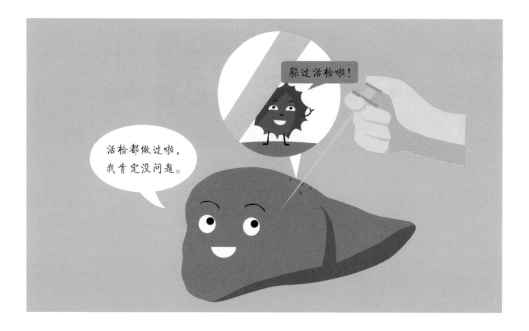

肝脏组织活检病理是诊断脂肪肝的金标准，但也存在一定的局限性。一般而言，肝活检术的成功率高达95%，确诊率为70%～90%，并非做了穿刺就能100%确诊，确诊率与穿刺取样、病理诊断等环节均相关。

　　肝活体组织学检查，也就是以肝穿刺活检为代表的有创检查，取肝脏的一小部分，放到显微镜下观察，进行病理学诊断。首先，活检病理的确诊率与肝脏病变性质密切相关。比如对于那些肝脏局灶性病变如炎性增生、肝脏肿瘤等病理检查结果与取材部位是否准确、取材标本是否合格有关。为了病理诊断的准确性，一般要求肝穿刺活检标本要符合一定的标准。但并不是每一次的肝穿刺标本都是合乎标准的，有时候需要反复多次穿刺检查，才能获得满意的标本。其次，病理切片诊断也存在一定的误诊率，主要与切片制备的质量、病理医生的诊断水平及病理标本自身等原因密切相关。

　　尽管肝活检存在创伤和并发症，以及取样误差和病理观察者之间差异等缺点，但肝活检病理学检查仍是诊断脂肪肝的"金标准"，能明确肝脂肪变、炎症及纤维化程度，有助于完善疾病的评估，指导临床治疗。

误区 9　脂肪肝患者都要"动起来"

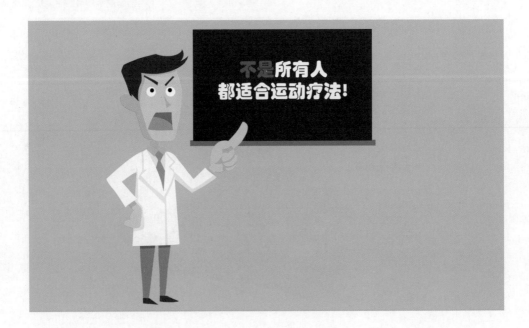

并不是所有的脂肪肝患者都需要进行运动治疗的。运动治疗适合营养过剩导致的脂肪肝患者（非酒精性脂肪性肝病患者），尤其适合超重或肥胖伴有胰岛素抵抗的脂肪肝患者。而那些因营养不良、过量饮酒、药物、妊娠等因素引起的脂肪肝，并不适合运动疗法。

　　但此类营养过剩性脂肪肝患者，年龄跨度大，合并的基础疾病也各不相同，因此建议锻炼前应先经医生评估是否合并其他严重疾病及身体适应性等情况，有助于患者选用适当的运动项目及运动强度。

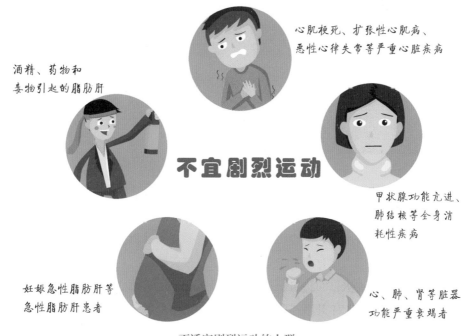

不适宜剧烈运动的人群

误区 10　水果当饭吃，美味又健康

　　现代很多人认识到了控制饮食在防治肥胖及一些代谢性疾病中的重要作用。而水果和蔬菜无疑是健康的代名词，于是把水果当作饭来吃，认为这种方式又满足了口腹之欲，又能控制体重。采用进食水果的方式来取代正餐，这样做真的健康吗？

　　答案当然是否定的！

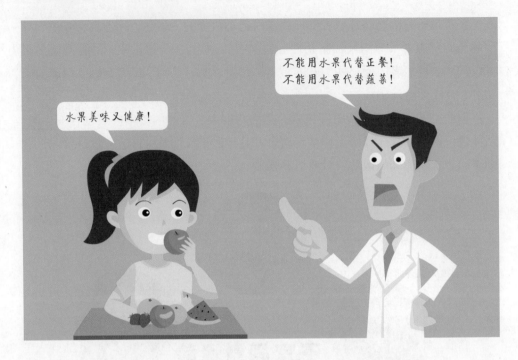

蛋白质、脂肪、糖类是人体必需的三种营养素，具有重要的生理作用，对于维持人体的健康具有极其重要的作用，互相并不能替代。水果具有美味、增加饱腹感等特点，也是人体维生素、矿物质、膳食纤维及植物化学物的重要来源，保证每天丰富的蔬菜瓜果的摄入，有助于维持机体健康、改善肥胖，有效降低心脑血管疾病的发病。但是大多数水果的脂肪及蛋白质含量极低，用水果取代正餐，营养来源过于单一，反而不利于人体健康。此外，水果中的糖分一般比较高，而且是容易消化吸收的糖类，过量食用水果，反而会摄入过量的糖分，助长糖尿病的风险。

因此，水果需要适量食用，并且不可取代正餐。

误区 11　不吃晚饭有助于健康

限时饮食在一定程度上，确实有益健康！

现在，很多人认为不吃晚饭好处多，不吃晚饭能减肥，能减轻夜间胃肠道及心脏负担等，养生崇尚"过午不食"。近些年来，科学家在一些动物研究中证明，限时饮食可以延长实验动物的寿命；北京协和医院一项有关限时进食的研究发

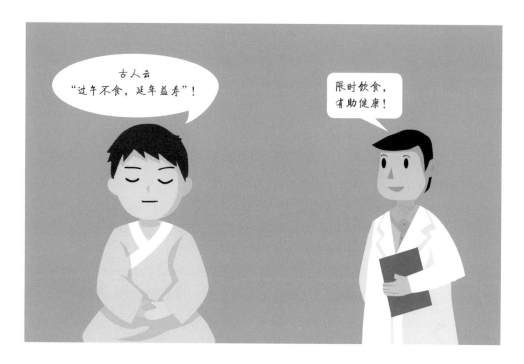

现，将进食时间限制在早上6点到下午3点，也就是说不吃晚餐，在提高胰岛素敏感性、改善空腹血糖、减轻体重和肥胖等方面都有一定的积极作用。但是，这些研究都是基于动物实验或者健康人群的试验，并不适用于所有人群。

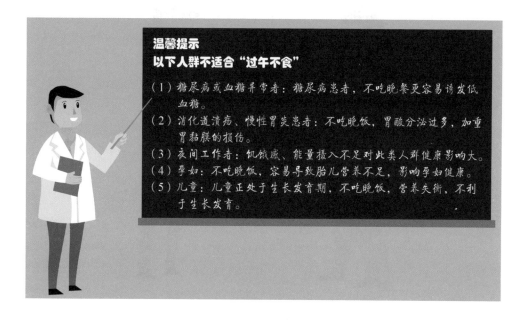

温馨提示
以下人群不适合"过午不食"

(1) 糖尿病或血糖异常者：糖尿病患者，不吃晚餐更容易诱发低血糖。
(2) 消化道溃疡、慢性胃炎患者：不吃晚饭，胃酸分泌过多，加重胃黏膜的损伤。
(3) 夜间工作者：饥饿感、能量摄入不足对此类人群健康影响大。
(4) 孕妇：不吃晚饭，容易导致胎儿营养不足，影响孕妇健康。
(5) 儿童：儿童正处于生长发育期，不吃晚饭，营养失衡，不利于生长发育。

"限时饮食"注意事项

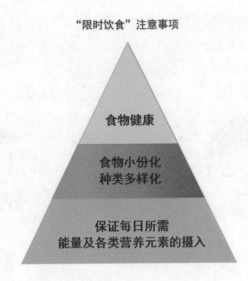

误区 **12**　适量饮用红酒有益于健康

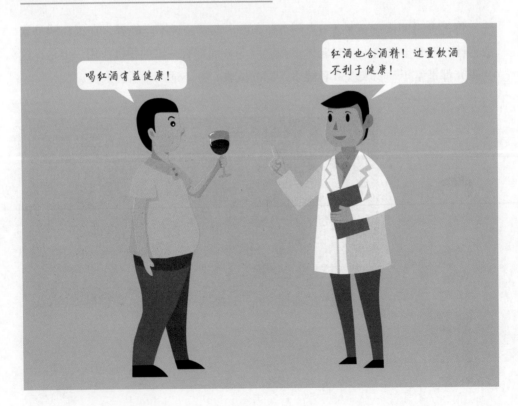

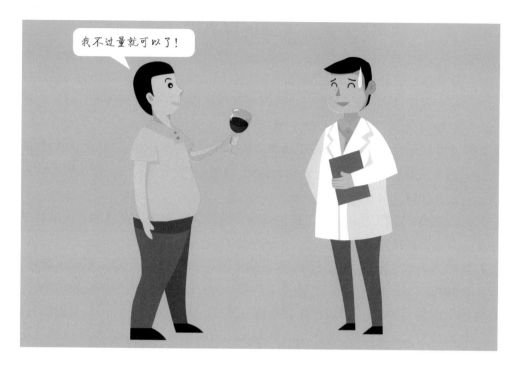

随着各种媒体对酒精危害性的宣传，很多人也意识到了酒精对健康的危害，于是不敢喝白酒等酒精度数比较高的酒品，转而喝酒精度数相对比较低的红酒。现在社会上也流传着"适量红酒有益于心血管健康"的说法，近些年来，我国的红酒消费增长量也处于世界前列。那么"红酒有益健康"这种说法，真的有道理吗？

一般我们所称的红酒，即红葡萄酒，是由葡萄酿造而成的。红酒是经自然发酵酿造出来的果酒，其化学成分很复杂，葡萄品种不同，葡萄酒品种不同，其化学成分都有所不同。红酒中含有白藜芦醇，它是葡萄酒和葡萄汁中的生物活性成分。体外试验及动物实验表明，白藜芦醇有抗氧化、抗炎、抗癌及心血管保护等作用。一定程度上说，少量红酒可能有益健康。但红酒是酒精饮品，其主要成分有酒精〔葡萄酒的酒精含量为 10%（V/V）～ 13%（V/V）〕，若饮用红酒超过一定的量，也会增加酒精性肝病的风险。并且，红酒也含有糖类物质（主要是葡萄糖和果糖，含糖量一般为 5 ～ 120 克/升），这些糖可直接被人体所吸收。根据含糖量和酒精度的不同，一瓶普通的 750 毫升的红葡萄酒则含有 530 ～ 660 千卡热量，也会导致人体摄入热量超标。最重要的是，目前没有任何大规模的临床试验证实红酒对健康有利，能减少心血管疾病风险；但目前有明确的证据显示酒精有害健康。因此，滴酒不沾才是对健康负责的最好方式。

参考资料

［1］ 中华医学会肝病学分会脂肪肝和酒精性肝病学组，中国医师协会脂肪性肝病专家委员会.非酒精性脂肪性肝病防治指南（2018年更新版）［J］.临床肝胆病杂志，2018，34（5）：947-957.

［2］ 中华医学会肝病学分会脂肪肝和酒精性肝病学组，中国医师协会脂肪性肝病专家委员会.酒精性肝病防治指南（2018年更新版）［J］.临床肝胆病杂志，2018，34（5）：939-946.

［3］ 范建高，庄辉.中国脂肪肝防治指南（科普版）［M］.2版.上海：上海科学技术出版社，2020.

［4］ 季光，李军祥.非酒精性脂肪性肝病中医药治疗［M］.北京：科学出版社，2016.

［5］ 中国营养学会.中国居民膳食指南（2022）［M］.北京：人民卫生出版社，2022.

［6］ 李冀，左铮云.方剂学［M］.5版.北京：中国中医药出版社，2021.

［7］ 中华中医药学会脾胃病分会.非酒精性脂肪性肝病中医诊疗指南（患者科普版）［J］.中西医结合肝病杂志，2021，31（12）：1153-1156.

［8］ 中华医学会妇产科学分会产科学组.妊娠期急性脂肪肝临床管理指南（2022）［J］.临床肝胆病杂志，2022，38（4）：776-783.

［9］ Eslam, Mohammed, et al. A new definition for metabolic dysfunction-associated fatty liver disease: An international expert consensus statement［J］. Journal of hepatology 2020, 73,1: 202-209.

［10］ 中华医学会糖尿病学分会.中国2型糖尿病防治指南（2020年版）（下）［J］.中国实用内科杂志，2021，41（9）：757-784.

［11］ 中华医学会糖尿病学分会.中国2型糖尿病防治指南（2020年版）（上）［J］.中国实用内科杂志，2021，41（8）：668-695.

附　　录

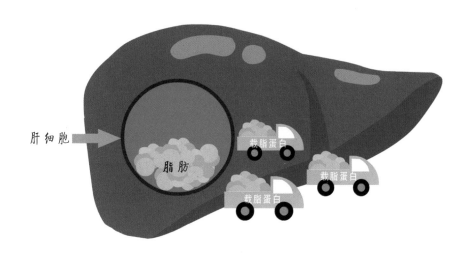

肝细胞 ⟶

脂肪

载脂蛋白

载脂蛋白

载脂蛋白

附录 1 6～18岁学龄儿童和青少年超重与肥胖BMI界值范围

（千克/平方米）

年龄（岁）	男		女	
	超 重	肥 胖	超 重	肥 胖
6.0～	16.4	17.7	16.2	17.5
6.5～	16.7	18.1	16.5	18.0
7.0～	17.0	18.7	16.8	18.5
7.5～	17.4	19.2	17.2	19.0
8.0～	17.8	19.7	17.6	19.4
8.5～	18.1	20.3	18.1	19.9
9.0～	18.5	20.8	18.5	20.4
9.5～	18.9	21.4	19.0	21.0
10.0～	19.2	21.9	19.5	21.5
10.5～	19.6	22.5	20.0	22.1
11.0～	19.9	23.0	20.5	22.7
11.5～	20.3	23.6	21.1	23.3
12.0～	20.7	24.1	21.5	23.9
12.5～	21.0	24.7	21.9	24.5
13.0～	21.4	25.2	22.2	25.0
13.5～	21.9	25.7	22.6	25.6
14.0～	22.3	26.1	22.8	25.9
14.5～	22.6	26.4	23.0	26.3
15.0～	22.9	26.6	23.2	26.6
15.5～	23.1	26.9	23.4	26.9
16.0～	23.3	27.1	23.6	27.1
16.5～	23.5	27.4	23.7	27.4

续　表

年龄（岁）	男		女	
	超　重	肥　胖	超　重	肥　胖
17.0 ～	23.7	27.6	23.8	27.6
17.5 ～	23.8	27.8	23.9	27.8
18.0 ～	24.0	28.0	24.0	28.0

注：表格来源，《学龄儿童青少年超重与肥胖筛查》(WS/T 586-2018)。

附录 2　常见身体活动强度和能量消耗表

活动项目		身体活动强度（MET）		能量消耗量（标准体重人群运动 10 分钟消耗的能量，单位：千卡）	
		<3 低强度；3 ～ 6 中强度；7 ～ 9 高强度；10 ～ 11 极高强度		男（66 千克）	女（56 千克）
步行	慢速（3 千米 / 小时）	低强度	2.5	27.5	23.3
	中速（5 千米 / 小时）	中强度	3.5	38.5	32.7
	快速（5.5 ～ 6 千米 / 小时）	中强度	4.0	44.0	37.3
	很快（7 千米 / 小时）	中强度	4.5	49.5	42.0
	下楼	中强度	3.0	33.0	28.0
	上下楼	中强度	4.5	49.5	42.0
	上楼	高强度	8.0	88.0	74.7
跑步	走跑结合（慢跑成分不超过 10 分钟）	中强度	6.0	66.0	56.0
	慢跑，一般	高强度	7.0	77.0	65.3
	8 千米 / 小时，原地	高强度	8.0	88.0	74.7
	9 千米 / 小时	极高强度	10.0	110.0	93.3
	跑，上楼	极高强度	15.0	165.0	140.0

续　表

活动项目		身体活动强度（MET）		能量消耗量（标准体重人群运动10分钟消耗的能量，单位：千卡）	
		< 3 低强度；3 ～ 6 中强度；7 ～ 9 高强度；10 ～ 11 极高强度		男（66千克）	女（56千克）
自行车	12 ～ 16千米/小时	中强度	4.0	44.0	37.3
	16 ～ 19千米/小时	中强度	6.0	66.0	56.0
球类	保龄球	中强度	3.0	33.0	28.0
	高尔夫球	中强度	5.0	55.0	47.0
	篮球，一般	中强度	6.0	66.0	56.0
	篮球，比赛	高强度	7.0	77.0	65.3
	排球，一般	中强度	3.0	33.0	28.0
	排球，比赛	中强度	4.0	44.0	37.3
	乒乓球	中强度	4.0	44.0	37.3
	台球	低强度	2.5	27.5	23.3
	网球，一般	中强度	5.0	55.0	46.7
	网球，双打	中强度	6.0	66.0	56.0
	网球，单打	高强度	8.0	88.0	74.7
	羽毛球，一般	中强度	4.5	49.5	42.0
	羽毛球，比赛	高强度	7.0	77.0	65.3
	足球，一般	高强度	7.0	77.0	65.3
	足球，比赛	极高强度	10.0	110.0	93.3
跳绳	慢速	高强度	8.0	88.0	74.7
	中速	极高强度	10.0	110.0	93.3
	快速	极高强度	12.0	132.0	112.0
游泳	踩水，中等用力，一般	中强度	4.0	44.0	37.3

续　表

| 活动项目 | | 身体活动强度（MET） | | 能量消耗量（标准体重人群运动10分钟消耗的能量，单位：千卡） | |
		<3低强度；3～6中强度；7～9高强度；10～11极高强度		男（66千克）	女（56千克）
游泳	爬泳（慢），自由泳，仰泳	高强度	8.0	88.0	74.7
	蛙泳，一般速度	极高强度	10.0	110.0	93.3
	爬泳（快），蝶泳	极高强度	11.0	121.0	102.7
其他	瑜伽	中强度	4.0	44.0	37.3
	单杠	中强度	5.0	55.0	46.7
	俯卧撑	中强度	4.5	49.5	42.0
	太极拳	中强度	3.5	38.5	32.7
	健身操（轻或中等强度）	中强度	5.0	55.0	46.7

注：MET是英文metabolic equivalent of task的缩写，常用于估算常见体育活动的能量消耗。1MET相当于每千克体重每小时消耗1千卡能量。

举例说明：一位体重为55千克的女士，正在进行身体活动强度MET为5.0的健身操，那么她1小时消耗的热量为：5.0×55=275千卡。

表格来源：《中国居民膳食指南（2022）》。

附录 **3** 中医体质辨识量表：标准型九种体质测评

1.判定方法

回答《中医体质分类与判定表》中的全部问题，每一问题按5级评分，计算原始分及转化分，依标准判定体质类型。

原始分＝各个条目的分值相加。

转化分数＝[（原始分－条目数）/（条目数×4）]×100。

计算示例：

比如您在回答"阳虚质"问题时，共7个条目的问题，（1）～（7）题得分情况为：4/4/3/1/2/5/4，那么：

原始分=4+4+3+1+2+5+4=23分；

转化分=[（23−7）÷（7×4）]×100=16÷28×100=57.14分。

2. 判定标准

平和质为正常体质，其他8种体质为偏颇体质。判定标准参见下表。

体质类型	条　件	判 定 结 果
平和质	• 转化分≥60分 • 其他8种体质转化分均<30分	是
	• 转化分≥60分 • 其他8种体质转化分均<40分	基本是
	不满足上述条件者	否
偏颇体质	转化分≥40分	是
	转化分30～39分	倾向是
	转化分<30分	否

3.示例

示例1：某人各体质类型转化分如一：平和质75分，气虚质56分，阳虚质27分，阴虚质25分，痰湿质12分，湿热质15分，血瘀质20分，气郁质18分，特禀质10分。根据判定标准，虽然平和质转化分≥60分，但其他8种体质转化分并未全部<40分，其中气虚质转化分≥40分，故此人不能判定为平和质，应判定为是气虚质。

示例2：某人各体质类型转化分如一：平和质75分，气虚质16分，阳虚质27分，阴虚质25分，痰湿质32分，湿热质25分，血瘀质10分，气郁质18分，特禀质10分。根据判定标准，平和质转化分≥60分，同时，痰湿质转化分在30～39分，可判定为痰湿质倾向，故此人最终体质判定结果基本是平和质，有痰湿质倾向。

4. 九种体质测评量表

平和质（A型）

请根据一年来的体验和感觉，回答以下问题。

项　目	没有 （根本不）	很少 （有一点）	有时 （有些）	经常 （相当）	总是 （非常）
（1）您精力充沛吗？	1	2	3	4	5
（2）您容易疲乏吗？	5	4	3	2	1
（3）您说话声音低弱无力吗？	5	4	3	2	1
（4）您感到闷闷不乐、情绪低沉吗？	5	4	3	2	1
（5）您比一般人耐受不了寒冷（冬天的寒冷、夏天的冷空调、电风扇）吗？	5	4	3	2	1
（6）您能适应外界自然和社会环境的变化吗？	1	2	3	4	5
（7）您容易失眠吗？	5	4	3	2	1
（8）您容易忘事（健忘）吗？	5	4	3	2	1

总分：_____分　判断结果：□ 是　　□ 倾向是　　□ 否

气虚质（B型）

请根据一年来的体验和感觉，回答以下问题。

项　目	没有 （根本不）	很少 （有一点）	有时 （有些）	经常 （相当）	总是 （非常）
（1）您容易疲乏吗？	1	2	3	4	5
（2）您容易气短（呼吸短促，接不上气）吗？	1	2	3	4	5
（3）您容易心慌吗？	1	2	3	4	5
（4）您容易头晕或站起时晕眩吗？	1	2	3	4	5
（5）您比别人容易患感冒吗？	1	2	3	4	5

续　表

项　目	没有	很少	有时	经常	总是
	（根本不）	（有一点）	（有些）	（相当）	（非常）
(6) 您喜欢安静、懒得说话吗？	1	2	3	4	5
(7) 您说话声音低弱无力吗？	1	2	3	4	5
(8) 您活动量稍大就容易出虚汗吗？	1	2	3	4	5

总分：_____分　判断结果：□ 是　　□ 倾向是　　□ 否

阳虚质（C型）

请根据一年来的体验和感觉，回答以下问题。

项　目	没有	很少	有时	经常	总是
	（根本不）	（有一点）	（有些）	（相当）	（非常）
(1) 您手脚发凉吗？	1	2	3	4	5
(2) 您胃脘部、背部或腰膝部怕冷吗？	1	2	3	4	5
(3) 您感到怕冷、衣服比别人穿得多吗？	1	2	3	4	5
(4) 您比一般人耐受不了寒冷（冬天的寒冷，夏天的冷空调、电风扇等）吗？	1	2	3	4	5
(5) 您比别人容易患感冒吗？	1	2	3	4	5
(6) 您吃（喝）凉的东西会感到不舒服或者怕吃（喝）凉东西吗？	1	2	3	4	5
(7) 您受凉或吃（喝）凉的东西后，容易腹泻（拉肚子）吗？	1	2	3	4	5

总分：_____分　判断结果：□ 是　　□ 倾向是　　□ 否

阴虚质（D型）

请根据一年来的体验和感觉，回答以下问题。

项　目	没有 （根本不）	很少 （有一点）	有时 （有些）	经常 （相当）	总是 （非常）
(1) 您感到手脚心发热吗？	1	2	3	4	5
(2) 您感觉身体、脸上发热吗？	1	2	3	4	5
(3) 您皮肤或口唇干吗？	1	2	3	4	5
(4) 您口唇的颜色比一般人红吗？	1	2	3	4	5
(5) 您容易便秘或大便干燥吗？	1	2	3	4	5
(6) 您面部两颧潮红或偏红吗？	1	2	3	4	5
(7) 您感到眼睛干涩吗？	1	2	3	4	5
(8) 您感到口干咽燥、总想喝水吗？	1	2	3	4	5

总分：_____分　判断结果：□ 是　　□ 倾向是　　□ 否

痰湿质（E型）

请根据一年来的体验和感觉，回答以下问题。

项　目	没有 （根本不）	很少 （有一点）	有时 （有些）	经常 （相当）	总是 （非常）
(1) 您感到胸闷或腹部胀满吗？	1	2	3	4	5
(2) 您感到身体沉重不轻松或不爽快吗？	1	2	3	4	5
(3) 您腹部肥满松软吗？	1	2	3	4	5
(4) 您有额部油脂分泌多的现象吗？	1	2	3	4	5
(5) 您上眼睑比别人肿（上眼睑有轻微隆起的现象）吗？	1	2	3	4	5
(6) 您嘴里有黏黏的感觉吗？	1	2	3	4	5
(7) 您平时痰多，特别是咽喉部总感到有痰堵着吗？	1	2	3	4	5
(8) 您舌苔厚腻或有舌苔厚厚的感觉吗？	1	2	3	4	5

总分：_____分　判断结果：□ 是　　□ 倾向是　　□ 否

湿热质（F型）

请根据一年来的体验和感觉，回答以下问题。

项　目	没有 （根本不）	很少 （有一点）	有时 （有些）	经常 （相当）	总是 （非常）
(1) 您面部或鼻部有油腻感或者油亮发光吗？	1	2	3	4	5
(2) 您容易生痤疮或疮疖吗？	1	2	3	4	5
(3) 您感到口苦或嘴里有异味吗？	1	2	3	4	5
(4) 您大便黏滞不爽、有解不尽的感觉吗？	1	2	3	4	5
(5) 您小便时尿道有发热感、尿色浓（深）吗？	1	2	3	4	5
(6) 您带下色黄（白带颜色发黄）吗？（限女性回答）	1	2	3	4	5
(7) 您的阴囊部位潮湿吗？（限男性回答）	1	2	3	4	5

总分：＿＿＿＿＿分　判断结果：□ 是　　□ 倾向是　　□ 否

血瘀质（G型）

请根据一年来的体验和感觉，回答以下问题。

项　目	没有 （根本不）	很少 （有一点）	有时 （有些）	经常 （相当）	总是 （非常）
(1) 您的皮肤在不知不觉中会出现青紫瘀斑（皮下出血）吗？	1	2	3	4	5
(2) 您两颧部有细微红丝吗？	1	2	3	4	5
(3) 您身体上有哪里疼痛吗？	1	2	3	4	5
(4) 您面色晦黯或容易出现褐斑吗？	1	2	3	4	5
(5) 您容易有黑眼圈吗？	1	2	3	4	5
(6) 您容易忘事（健忘）吗？	1	2	3	4	5
(7) 您口唇颜色偏黯吗？	1	2	3	4	5

总分：＿＿＿＿＿分　判断结果：□ 是　　□ 倾向是　　□ 否

气郁质（H型）

请根据一年来的体验和感觉，回答以下问题。

项　目	没有 （根本不）	很少 （有一点）	有时 （有些）	经常 （相当）	总是 （非常）
（1）您感到闷闷不乐、情绪低落吗？	1	2	3	4	5
（2）您容易精神紧张、焦虑不安吗？	1	2	3	4	5
（3）您多愁善感、感情脆弱吗？	1	2	3	4	5
（4）您容易感到害怕或受到惊吓吗？	1	2	3	4	5
（5）您胁肋部或乳房胀痛吗？	1	2	3	4	5
（6）您无缘无故叹气吗？	1	2	3	4	5
（7）您咽喉部有异物感，且吐之不出、咽之不下吗？	1	2	3	4	5

总分：_____分　判断结果：□ 是　　□ 倾向是　　□ 否

特禀质（I型）

请根据一年来的体验和感觉，回答以下问题。

项　目	没有 （根本不）	很少 （有一点）	有时 （有些）	经常 （相当）	总是 （非常）
（1）您没有感冒时也会打喷嚏吗？	1	2	3	4	5
（2）您没有感冒时也会鼻塞、流鼻涕吗？	1	2	3	4	5
（3）您有因季节变化、温度变化或异味等原因而咳喘的现象吗？	1	2	3	4	5
（4）您容易过敏（对药物、食物、气味、花粉或在季节交替、气候变化时）吗？	1	2	3	4	5
（5）您的皮肤容易起荨麻疹（风团、风疹块、风疙瘩）吗？	1	2	3	4	5
（6）您的皮肤因过敏出现过紫癜（紫红色瘀点、瘀斑）吗？	1	2	3	4	5
（7）您的皮肤一抓就红，并出现抓痕吗？	1	2	3	4	5

总分：_____分　判断结果：□ 是　　□ 倾向是　　□ 否